U0221691

谨将此书
献给普通的民众，
以安顿他们体检和就医时那颗忐忑不安的心。
同时，也献给年轻的医生，
希望保存一颗从医者的良心，
并以良知和善良、同情和同理对待每一位病人。

浙江省医学会公共卫生学分会科普丛书

忐 忑 · 医 道

体检解读与健康管理

主　审　郭航远　周岳松

主　编　池菊芳　郭诗天　张含林　詹　树
副主编　张　鑫　刘胜新　詹嘉琛　李贵宾

ZHEJIANG UNIVERSITY PRESS
浙江大学出版社
·杭州·

图书在版编目（CIP）数据

忐忑·医道:体检解读与健康管理 / 池菊芳等主编
. —杭州：浙江大学出版社，2023.2
ISBN 978-7-308-23513-6

Ⅰ．①忐… Ⅱ．①池… Ⅲ．①体格检查－基本知识
Ⅳ．①R194.3

中国国家版本馆 CIP 数据核字（2023）第 019905 号

忐忑·医道:体检解读与健康管理

主　编　池菊芳　郭诗天　张含林　詹　树

责任编辑	余健波	
责任校对	何　瑜	
封面设计	周　灵	
出版发行	浙江大学出版社	
	（杭州市天目山路 148 号　邮政编码 310007）	
	（网址：http://www.zjupress.com）	
排　　版	杭州好友排版工作室	
印　　刷	广东虎彩云印刷有限公司绍兴分公司	
开　　本	880mm×1230mm　1/32	
印　　张	6	
字　　数	161 千	
版 印 次	2023 年 2 月第 1 版　2023 年 2 月第 1 次印刷	
书　　号	ISBN 978-7-308-23513-6	
定　　价	32.00 元	

世界卫生组织关于健康的 10 项标准

1. 精力充沛，能从容不迫地应付日常生活和工作。

2. 处事乐观，态度积极，乐于承担任务，不挑剔。

3. 善于休息，睡眠良好。

4. 应变能力强，能适应各种环境变化。

5. 对一般感冒和传染病有一定的抵抗力。

6. 体重适当，体态均匀，身体各部位比例协调。

7. 眼睛明亮，反应敏锐，眼睑不发炎。

8. 牙齿洁白，无缺损，无疼痛感，牙龈正常，无蛀牙。

9. 头发光洁，无头屑。

10. 肌肤有光泽，有弹性，走路轻松，有活力。

保持健康的秘诀

健康的第一责任人是自己，健康的最大敌人也是自己！

健康的生活方式是"王道"，生活方式调整先于所有治疗策略。

要以毅力和恒心，控制我们可控的，改善我们可改的。

聪明的人，主动健康，投资健康，健康增值；

明白的人，关注健康，储蓄健康，健康保值；

无知的人，漠视健康，遗忘健康，健康贬值；

糊涂的人，挥霍健康，透支健康，健康失值！

不同体检结果人群的希望

1. 健康人群，希望通过持续的维护永葆青春。
2. 亚健康人群，希望通过运动、食疗、中医调理来恢复健康状态。
3. 高血压、糖尿病、风湿病等各种慢性病病人，希望通过运动、食疗、中医调理、药物治疗等方法来改善和治愈这些疾病。
4. 需要进一步确诊的病人，希望有一个顺畅的渠道来完成进一步的检查和诊断。
5. 需要住院治疗的病人，希望能够有一个顺畅的渠道来进行治疗。

中国医生的用药原则

能不用就不用、能少用就不多用；
能口服不肌注、能肌注就不输液。

感　　谢

在临床医学获批国家级一流本科专业建设点之际，感谢研究生团队和科研小组成员：

刘龙斌	许富康	史亚非	吕海涛	季　政
翟小亚	赵　飞	蒋承建	孟立平	郭　艳
周昌钻	潘孙雷	林　辉	骆杭琪	高飞丹
倪婷娟	张　杰	林　娜	陆文强	张传经
孙珍珠	黄兴晓	翁惊凡	孙世民	杨　琦
刘书情	姚刘旭	夏建宇	杨金锦	徐　挺
居思豪	谢雯晴	刘　楠	张含林	孙　静
宋娇莹	吴卓楠	胡松青	武豪炜	许晓敏
张佩佩	钟佐权	周杰栋	吕婷婷	孙诗嘉
郝津津	张　杭	余一平	张洁婷	余海骏
楼海飞	王　芳	王　可	赵炳杰	高烨飞
沈泽昱	刘涵萱	张　涛	杨俊涛	郭诗天
刘晶晶	潘妙虹	徐利丽	詹　树	

THAPA ADESH BAHADUR

ABDULLAHI MOHAMUD HILOWLE

前　　言

我一直想写一本关于医道方面的书,但始终不得其门,所以一直下不了笔而搁置至今。2022 年这个暑假,我有点时间可以静下心来,好好想想自己走过的路,也好好想想自己做过的事,特别是反思一下这三十几年的从医从教之路和周围所发生的一切。

整整五十天,我一直在思考一个问题,"医道到底是什么?"快到开学的时候,我的思路有点清晰了。我想,学医的目的除了治病救人,日复一日、年复一年看病做手术,更重要的是,让老百姓少生病、迟生病、不生大病。民生为本,民大于天,这是亘古不变的天理。因为,不管是天道还是医道,终究是围绕人道展开的。

一个好医生,应该在治疗的同时,将预防和康复挺在前面;应该将健康常识告诉老百姓,而不仅仅依靠医学知识去看病;应该"有时去治愈、常常去帮助、总是去安慰",让老百姓不恐惧、不忐忑、不紧张;应该把看不好的病给病人说清楚,而不是让病人因病致病、因病返贫、人财两空,更不是为了指标、奖金去吓唬病人。不必要的手术和药物治疗,过度的大检查,最终损害的不仅仅是老百姓的利益,同时还有我们那颗学医的初心。

我们都在讲初心使命,都在讲回归本源,那医学的初心到底是什么? 医学的本源到底是什么? 这些问题不搞清楚,不弄明白,我们会处于迷茫之中,既不知道来路,也不清楚去路,更不会懂得"医道"这两个字的含义。

医学的初心和本源应该就是健康,就是身心的安逸和灵魂的满足。医院一定要高举公益性的旗帜,不可一味地将医疗活动市场化和产业化,不可将太功利性的东西引入医院,而应该多关注一点人性、人文和精细化管理。而在医疗活动中,医生不但要告诉老百姓得了什么病、可以用什么样的治疗方案,更要告诉老百姓"这个不要紧""这个不需要吃药""这个没有必要手术"……一个高明的医生,首先就是要判断就诊者是否有病,其次就是明确疾病是否严重,最后就是判定就诊者是否需要服药或手术。现在检查手段越来越先进,仪器设备越来越精密,原来检查不出的异常,现在都出现在报告单上了。老百姓一看到检查单上向上向下的箭头、一见到报告单上一条条的异常,心里就出现了不安,晚上就睡不着了。这个时候,需要一个负责任的医生去恰如其分地解读这些数据,让有病的安心治疗,需观察的定期随访,不要紧的放宽心态。

　　我们目前的体检是一年一度的全民福利性普查,以"早发现、早诊断、早治疗"为目的,并没有达到个体化和精准化体检的目标。另外,医保支付的是疾病的诊疗,没有顾及预防和康复。"预防为主"的健康总方针不应成为一句口号,而应将预防性生活方式改善和相关药物(如戒烟药)纳入医保。医生在解读这些检查报告单时,由于知识面的局限、医疗的不确定性和医患之间的矛盾,很少会说一些担责的话,而往往会让病人去做进一步检查。

　　世上没有人希望自己得病。老百姓到医院去,主要是让医生判定一下自己是否有病,所以他们最喜欢听到的一句话就是"你没事"。有时候医生要说这句话很难,因为这句话的背后,是一份责任、一种自信,更是一颗良心、一个大医。

　　鉴于此,我给团队的核心骨干布置了一个任务,梳理医学上的两件事:一是怎样理性看待体检报告单和门诊住院检查单上各种各样的箭头和异常,让数据回归本源,不夸大、不误导,更不可为了一己之私利去恐吓人;二是将急性病、慢性病置于大健康的背景下进行管理,强调预防,强调生活方式调整,更强调健康的自我管理。事业是一代代传承下去的,所以我将这项工作中的大部分内容交给了年轻人。值得庆幸的是,我的研究生团队能理解我的真实意图,并很好地完成了任务。在此,我要感谢他们,并祝愿他们未来的成长一切顺利。

郭航远

2023 年 1 月 1 日

目　　录

第一章　解读心脑检查异常

第一节　心电图检查异常

心电图主要协助解决两个问题：一是心律失常；二是心肌梗死（ST 段抬高型）。心电图正常并不代表一定没有心肌梗死，此时心肌酶学的检查就十分重要了（非 ST 段抬高型）。一般来说，心电图容易快速出报告，而心肌酶学常常需要十几分钟，所以，对于有典型心电图表现的急性心肌梗死病人，不必等心肌酶学的结果，就可以启动胸痛中心和胸痛救治单元的流程。

在临床工作中，有的医生将临床实际与心电图现象分离，夸大和不负责任地向病人及其家属传递一些错误信息，使原来并不严重或根本无临床意义的心电图现象成为病人和家属沉重的精神和经济负担，产生"医源性"疾病。"医源性"疾病的危害远比一些异常心电图现象本身所带来的危害要严重得多。

另外，"窦性心律"是心电图报告结构中的常见词汇，也就是说，其基本心律（节律）是正常的。

早搏和其他心律失常（如心动过速、房颤）可影响冠状动脉 CT 造影的结果，但对于内镜检查和麻醉的影响要理性评估，不可由于功能性的心电图异常而影响必要的检查和手术。

一、早搏

许多人原先没有任何症状，当体检或心电图检查时发现早搏，就开始紧张,胸闷心悸的症状也随之出现。有的人一个月查三四次动态心电图,每天多次自测脉搏,其实都是不必要的。另外,不可将房早与室早进行比较,更不可认为室早比房早要严重。一般可以这样说,室早应该多考虑一点功能性问题,特别是来源于右室流出道的,而房早要多考虑一点器质性问题。早搏在临床上很常见,发病人群非常广泛,正常人也会发生早搏。也就是说,一个人一辈子早晚会有早搏发生,不必过度紧张。情绪激动、神经紧张、疲劳、消化不良,以及过度吸烟、饮酒或喝浓茶、咖啡等均可引起其发作,也可无明显诱因。洋地黄类药物、抗心律失常药物及利尿剂等药物的应用有时也会诱发早搏。运动后早搏减少预示问题不大,而运动后早搏增加则应引起重视。出现早搏时,有三个检查是必须的:一是心脏超声检查,以初步排除器质性心脏病;二是动态心电图检查,以确定早搏的性质;三是甲状腺功能检查。另外,如伴有感冒、发热、腹泻病史,应做心肌酶学检查,以排除急性病毒性心肌炎。但要注意,年轻人出现早搏不可轻易诊断为心肌炎,而老年人有早搏也不可轻易诊断为冠心病。

　　病人没有症状时,原则上不治疗。如果室早影响了病人的血流动力学或使其基础心脏病加重,或伴有心悸、心前区不适或心脏停跳感等症状并影响学习、工作和生活,可以适当予以治疗,如小剂量的美托洛尔或中成药(稳心颗粒等)。临床医生和病人应牢记:过多关注或过度治疗可能会带来严重的负面效应。对于房早目前尚无手术方法。室早在出现下列情况时应考虑射频消融术:症状严重或早搏所致的心理压力很大;药物治疗的效果不佳或不愿意长期服药;频发室早导致招工、升学等受影响;室早数量一直很多(1万～2万次/天,甚至长期多于2万次/天);频发室早引起心脏扩大、心功能不全;室早引起室颤等恶性心律失常等。

二、心动过速

　　总体来说,静息状态下心动过速只要发作过一次,就要引起重视。有时候,病人会感觉心跳快,并有心悸等症状,但一般分不清是何种心动过速。国外的一项流行病学调查发现,静息状态下,心率85 次/分以上者的寿命要比 60 次/分者短一些,因为每个人一辈子的总心跳是差不多的。

窦性心动过速是一定有原因可查的,既有器质性,也有功能性。功能性因素包括儿童和健康成人在运动、情绪激动、饮用某些饮料(如浓茶、咖啡、酒)、吸烟后;器质性因素常见于发热、器质性心脏病、甲状腺功能亢进、贫血、心肌缺血、心力衰竭、休克,以及应用肾上腺皮质激素和阿托品的人群。

一过性的窦性心动过速不需要处理,安静休息即可;慢性炎症、贫血、甲亢、低钾血症等非心脏因素引起的窦性心动过速,应积极治疗原发病;心脏疾病引起的窦性心动过速,应予以药物治疗,如应用美托洛尔、普罗帕酮、维拉帕米、伊伐布雷定等。心梗病人若心率过快,会加重心肌缺血和胸痛症状,导致梗死面积扩大或严重泵衰竭,有时会诱发致命性心律失常,对此类病人的处理应积极(美托洛尔常规使用)。

房性心动过速常常可发现一些器质性病因,除了心脏疾病外,慢性阻塞性肺病也是一个常见病因。非持续性房速多见于正常人,而持续性房速则多见于器质性心脏病。病人房速发作时,常常有心悸、胸闷等症状,难以与阵发性室上性心动过速鉴别,常需要做电生理检查来区分。阵发性或短暂的房速不需要治疗,会随着诱因的解除而自行消失。对于房速一般不推荐介入手术,只有小部分的折返性房性心动过速需要做射频消融术;发作频繁者需要药物治疗,主要有维拉帕米、普罗帕酮或胺碘酮等。

房颤、房扑的病因既有器质性也有功能性,有些病人与预激综合征有关。5%～15%的房颤病人无明显心脏器质性病变和心外疾患,称为特发性房颤。房扑、房颤也可以同时存在,称为不纯性房颤。房颤、房扑症状的出现及严重程度与室率快慢和心脏基础疾病有关。阵发性房颤、房扑若无明显症状,也不需特殊处理。室率快或病人有症状或影响血流动力学时,应予治疗,包括药物、电击复律、射频消融术等。房颤、房扑病人需要用药(华法林或利伐沙班等抗凝药物)或施以左心耳封堵术以预防栓塞事件的发生。另外,无论用药物、电击复律,还是射频消融术,应该给这些病人一次复律的机会。阵发性房颤射频消融的手术成功率在 70%～80%,复发率 30%,而持续性房颤的手术成功率要低于阵发性病人,并与左心房大小、房颤持续时间等有关。一般不主张做第二、三次手术,因为带房颤生存的病人只要有效管理,是可以避免并发症的。

阵发性室上性心动过速的发病时间不定,有的病人青少年时期就发病,有的在老年时才发病。这种疾病的最大特点是"突发突止",一般不会有生命危险,但有些病人发病时会有胸痛、心悸、黑矇、眩晕等症状。有三点是明确的:一是发病时最好有一次心电图记录,或发作时自测心率超过 150 次;二是屏气、刺激咽喉部可以终止发作,不推荐压迫眼球和按摩颈部这两种方法;三是一旦确定该疾病,那一定是先天性的房室结双径路或旁路所致,药物治疗不推荐,主张射频消融术,成功率 98%,复发率 3% 以下。

室性心动过速的病因除了心脏病外,也有一些病人查不出病因,属于特发性。如果仅仅是在动态心电图中发现的阵发性室速,常常没有晕厥、黑矇等血流动力学改变,不必积极治疗。特发性室速病人的预后良好,也有些年轻病人室速发作时,血流动力学相对稳定,但长期频繁发作可致心动过速性心肌病。一旦有血流动力学障碍,必须积极快速处理,如药物、电击复律、射频消融术、植入埋藏式自动除颤复律器等。

三、心动过缓

在普通心电图中,50～60 次/分的心率虽可诊断为轻度心动过缓,但属于正常。心率低于 40 次/分属于显著心动过缓,24 小时动态心电图的总心率低于 6 万次也要引起重视。运动员、睡眠时迷走张力增高等情况也可引起心动过缓。轻度窦缓病人常无症状,也不需要特殊治疗,适当加强锻炼即可;显著窦缓者常有低血压、脑供血不足等表现,包括头晕、头痛、黑矇、晕厥。少数病人可伴有血管迷走性晕厥(如腹痛、痛经时)。心梗病人伴轻度窦缓可降低氧耗量、防止心梗扩展和减少严重心律失常的发生,但明显窦缓对心梗有害。另外,胸痛合并窦缓应警惕下壁心梗的发生。

　　临床医生应嘱病人选择性做阿托品试验、24 小时动态心电图、平板运动试验、直立倾斜试验、食管或心内电生理检查,以区别病理性和生理性窦缓。心动过缓病人有症状时应予以治疗,包括阿托品、氨茶碱、山莨菪碱(654-2)片、异丙肾上腺素、宁心宝等药物,必要时可植入临时或永久性心脏起搏器。

　　以长间歇为标志的病窦综合征,在临床上有快—慢综合征和慢—快综合征之分。中老年病人多见,也可见于 20～30 岁的青年人。病窦病人可有程度不同、表现形式不同的症状(从心悸、胸痛至晕厥),少数病人也可无症状。是否需要治疗,是药物治疗还是起搏器植入,关键在于病人的症状。如果长间歇发生在晚上睡眠时,常常没有症状,也不需要治疗。即使有 3 秒的长间歇,但如果没有症状,也不必安装起搏器。有些病人对倍他乐克比较敏感,也可引起严重的心动过缓,停用后可以恢复。

四、ST-T 改变

　　一般综合性医院所检出的各种异常心电图中,ST-T 改变约占50%,但多数不具备特征性,也就没有临床意义。ST 段改变可以分为 ST 段抬高和压低两大类。临床上还有一种非 ST 段抬高型心肌梗死,有时比 ST 段抬高型心肌梗死要严重得多,而且也容易被漏诊。ST 段改变是对某些疾病的一种提示,但不能用于诊断某些疾病,也可能是一种非特异性改变或电解质紊乱等。特异性、动态性ST 段抬高可能是心肌梗死,ST 段压低则提示有心肌缺血的可能,应做冠状动脉 CT、冠状动脉造影、心脏超声及心肌酶学检查等。继发性或轻度 ST 段改变是常见现象,并不一定提示有疾病,不需要特殊治疗。

　　T 波改变既有生理性因素,也有病理性因素。生理性因素常见于通气过度或交感神经张力增加、心动过速等,女性多见。病理性 T 波表现为直立高耸和倒置两种,前者提示心内膜下心肌缺血,而后者提示心外膜下或透壁性心肌缺血。尖深倒置的 T 波还可见于心尖肥厚型心肌病及脑血管意外。非特异性 ST-T 改变病人不必进行冠状动脉造影。所以说,如何判定,如何解释,完全取决于医生的能力和良知。

五、房室传导阻滞

　　一度房室传导阻滞的病因除了心脏病外,迷走张力增高、药物和运动员等因素也可导致。日常无症状则不需要治疗,可定期随访,必要时可行心内或食管调搏心电生理检查。如 P-R 间期超过 0.3 秒,可影响血流动力学,应根据病人的情况选择治疗方案,必要时可植入起搏器。

　　二度一型房室传导阻滞多为功能性,正常人也可出现,特别是年轻人,并且在晚上更容易发生,很少进展至二型。若无症状,可不必处理。必要时可行阿托品试验,因心率增快时,P-R 间期可缩短;也可行心内或食管电生理检查以评价阻滞部位及病变的严重程度。二度二型房室传导阻滞常伴有头晕、心悸、黑矇等症状,有时还可出现晕厥,对阿托品的反应差,常需急诊植入临时起搏器,观察数日并行心内或食管电生理检查,必要时可植入永久性起搏器。若为单纯的二度二型房室传导阻滞,无明显头晕、心悸、黑矇等症状,则可采取氨茶碱、阿托品、多巴胺等药物治疗,以改善病人的心室率和临床症状。夜间一过性的二度二型病人则不必特殊处理。

　　三度房室传导阻滞者可出现阿—斯综合征甚至猝死。房颤时室率缓慢且室律齐,可以诊断为三度房室传导阻滞。此类病人药物治疗效果不佳,常常需要植入起搏器。

六、束支传导阻滞

在动态心电图中,如果发现间歇性束支传导阻滞,要引起高度重视。但如果心电图几年下来一直是束支传导阻滞,则意义不大。束支传导阻滞不会引起自觉症状,主要以原发病的临床表现为主,但严重的三分支阻滞和双侧束支阻滞可因心室停搏而出现头晕,甚至晕厥。

左束支传导阻滞较右束支阻滞少见,但从临床意义上讲,较右束支阻滞严重。左束支传导阻滞常提示有心脏病变,尤其多见于心肌病、心肌炎或心肌梗死,而心肌病病人没有动态变化这一特征(极少数病人随心脏扩大也会出现动态改变)。心脏正常或基础心脏病不严重的左束支传导阻滞病人常无症状,也不必处理,定期复查心电图即可。心脏病病人若新出现左束支阻滞,常提示病变严重,预后也相对较差,需临时起搏器支持。因为,此类病人易出现泵衰竭和致命性心律失常(持续性室速或室颤)。

宽的左束支传导阻滞心肌病病人植入三腔起搏器的效果相对较佳。右束支传导阻滞的常见病因为先天性,在无器质性心脏病的正常人中,其发生率为 2/1000,这些人的预后与一般人群相同。

七、其他

窦性心律不齐、房性紊乱心律多见于青少年和自主神经功能紊乱者,且常与呼吸周期有关,无临床意义。有相当部分的健康人群,心电图也会表现为左心室高电压,并不代表有高血压或心肌肥厚。对于无高血压、心脏超声正常的年轻人,心电图左心室高电压,大多无临床意义。一般来说,身型微胖的人容易电轴左偏,而身型消瘦的人容易电轴右偏。从年龄来说,儿童的电轴常常右偏,老人的电轴常常左偏。

第二节　动态检查异常

一、动态心电图

动态心电图检查的目的是发现在普通心电图检查时不易发现的心律失常和心肌缺血等异常，为临床诊断、治疗及判断疗效提供重要的客观依据。下列病人应该进行 24 小时以上的动态心电图检查（必要时可使用 72 小时或植入式心电事件长程记录仪）：有早搏等心律失常及心肌缺血者；有阵发性晕厥、眩晕和心悸者；植入起搏器者。

做动态心电图时可自由活动，不会影响日常生活，该干什么就干什么，如上班、散步、简单家务等。但须避免剧烈的体育运动和生产劳动，避免接触强烈的磁场和电场，以免心电图波形失真、干扰过多而影响诊断报告。

如果平时胸闷、胸痛等症状的出现与活动有关，可有意去适量活动，以便记录到异常心电图。只有这时才需要家人陪护，以防发生意外。病人应详细记录 24 小时的情况，如何时上楼、何时上厕所、何时吃饭，何时有胸闷、胸痛、心慌、气促等不适感觉。

除特殊情况外，不用频繁进行动态心电图检查，也无须刻意进行前后对比。因为，同一个人每天的心电图是不一样的。动态心电图的导联是一种模拟状态，所以对心肌梗死的定位诊断并不明确。动态心电图可以评估药物抗心律失常的疗效，有效的标准是早搏数下降 70%。

一个成年人 24 小时的总心搏数多在 8 万～14 万次。大于 14 万次考虑心动过速，而小于 8 万次则应考虑心动过缓。正常人的平均心率为 60～87 次/分。如果最高心率低于 90 次/分，或平均心率低于 40～60 次/分，需进一步排除病窦。正常成年人睡眠时的最慢心率可至 40 次/分，偶有低于 40 次/分、大于 2 秒的长间歇，多为迷走神经张力增高所致,不必特殊治疗。如果 R-R 间期大于 3 秒且有明显的相关症状,或 R-R 间期大于 6 秒,则应立即治疗。成年人最快心率可超过(200－年龄)次/分,也可伴发阵发性房颤、房速、室上性心动过速等相关症状。

正常人 24 小时早搏次数一般小于 100 次(5 次/小时),房速发生率为 10%～20%。单形性室速持续时间超过 30 秒,或持续时间虽较短但室速发作时伴随血流动力学障碍,都需早期进行干预治疗。心率变异性主要反映心脏自主神经调节的动态平衡状态,是整个自主神经系统复杂性和适应性的敏感指标,也是临床预测心源性猝死和心律失常性事件的重要指标。

动态心电图有助于心肌缺血的诊断,特别要关注 ST 段的动态改变。如果 ST 段压低>0.1mV,且持续时间 1 分钟及以上,两次心肌缺血的发作间隔时间≥5 分钟及以上,则要考虑心肌缺血的存在。

现在也有一些电子产品可以监测心电图,如手表、手环等,还有一些远程监测的简易心电图设备,包括起搏器的远程监测等。

二、动态血压

我国的高血压病人越来越年轻化。25～34 岁的年轻男性中,高血压患病率已经超过 20%,但年轻人对高血压并不重视,治疗的依从性较差。尽管高血压的发病率在上升,但也是一种可防可治的疾病。积极有效地预防和控制高血压,就可有效地遏制相关疾病和并发症的发生。

尽管高血压病人已达 2.45 亿人,但仍存在知晓率低、治疗率低和控制率低,以及致残率和致死率高的现象。另外,我国高血压病人还有"高钠、高同型半胱氨酸、高体重指数、高危险分层"和"低钾、低叶酸、低肾素、低镁"的"四高四低"特点。

目前尚有 1 亿高血压病人根本不知道自己得了高血压,大部分人还不知道减重降盐就可以降压。在防治高血压的过程中,病人需要消除以下六大误区:降血压越快越好;西药有很多不良反应,长期服用对身体有害;不用测量血压,靠感觉就可以评估自己的血压情况;血压降到目标值就是治愈了,可以停止服药;只要坚持服用降压药就可以了,不用定期复查;已经在服用降压药了,吸烟和其他不良生活方式就不需要改变了。

　　血压一般呈现"双峰一谷"的特点,有明显的昼夜节律和季节变化规律。白天血压较高,晨起6～8时和14～18时可见明显的双峰,而夜间2～3时血压最低,处于低谷。高血压的"晨峰"现象与心血管事件的"清晨危险"密切相关。血压的昼夜节律异常可能与遗传、高龄、性别、吸烟、饮食、左室肥厚等密切相关,也与夜间去甲肾上腺素下降减少、褪黑素分泌呈昼低夜高、胰岛素抵抗、睡眠呼吸暂停等因素有关。血压节律发生变化,无论大小,都会对人体的调节机制产生影响,从而对各器官造成损害,是脑卒中、心肌梗死、颈动脉粥样斑块、心血管死亡和全因死亡的重要危险因素及预测因子。

　　诊室血压测量的误诊率为9%～18%。动态血压一般白天每15～30分钟测量一次,夜间每30分钟测量一次,既可测量轻、中度体力活动状态下的血压,也可测量睡眠过程中的血压,因而可更准确、更全面地反映一个人的血压情况。此外,还能了解血压的变化趋势,包括血压在夜间的下降情况、在晨起时的升高情况,以及昼夜中血压的总体变异情况。动态血压的诊断价值,一是反映真实环境下客观的血压变化;二是能够识别白大衣高血压、反白大衣高血压(隐匿性高血压)和夜间高血压。

　　在做动态血压监测时要注意:应穿着宽松、舒适的外衣,不可太紧身;戴上监测仪后可正常生活,但须注意不要碰撞、挤压记录盒,不进入有磁场的环境、不接触有磁性的物品;在自动测量过程中,应避免剧烈运动,上肢应保持静止和伸展状态,睡眠时尽量保持平卧位;测量期间不可自行放松或随意移动袖带,以防袖带松动或滑脱;压力管亦要避免打折、受压、扭曲或拉伸。

　　如有可能,所有高血压病人一生中应该给予至少一次动态血压监测。戴了动态血压监测装置的病人,由于袖带加压时影响睡眠,可能引起收缩压增高。另外,病人应记录就寝、起床、就餐、排便、服药和其他日常活动的时间。在夜间睡眠过程中,血压一般会下降10%～20%,这是较为"健康"的一种杓型血压。但也有部分人夜间血压降低幅度不足10%,则称之为非杓型血压。另有少数人夜间血压下降幅度超过20%,则称之为深杓型或超杓型血压。夏季日间血压虽然较冬季低一点,但夜间血压显著高于冬季;血压昼夜节律随季节变化,夏季非杓型高血压较为普遍。

全天24小时平均血压≥130/80mmHg;白天平均血压≥135/85mmHg;夜间平均血压≥120/70mmHg,都提示存在高血压。同时,当任一血压负荷超过50%时,需对血压进行干预。对于顽固性高血压病人也可以行肾交感神经射频消融术或颈动脉窦起搏器植入术。

降压药物有一个"10/5原则",也就是一种降压药只能降低10/5mmHg的血压。如果要降低收缩压20mmHg或舒张压10mmHg,必须使用两种降压药。另外,我国的高血压病人大多数属于盐敏感性高血压,下肢水肿的比例较高,所以含有小剂量利尿剂的复方制剂效果较佳,但要注意低血钾的发生。降压的速度要缓慢,一般应在一个月内降至目标值。如果在24小时内血压下降25%以上,就会有脑卒中的风险。

服用降压药的时间是有讲究的,并且人与人之间的差异性较大。其目的:一是平衡降压(每日内、日间和月间);二是不让夜间血压过低或过高;三是阻止晨间的血压高峰,以减少心脑血管事件的发生。大部分病人的血压峰值出现在上午8～10时之间,所以降压药物的最佳服用时间为晨起空腹。

普通高血压病人的降压靶目标为140/90mmHg以下,而对于合并严重靶器官损害(如糖尿病、肾病、心肌梗死等)的高血压病人,其靶目标值为130/80mmHg。65岁以上的老年人由于动脉粥样硬化的原因,脉压差增大,舒张压有时会降至50～60mmHg,所以老年人的收缩压控制在150mmHg以下是可以接受的,不必强求

140mmHg 的靶目标。我国高血压的控制率比较低,不到 20%,而且收缩压控制难,舒张压控制相对容易。

　　血压控制不佳的原因包括:肥胖、控烟不力;精神欠佳(交感兴奋);运动过少;容量超负荷,饮食中钠摄入过多;糖尿病、肾脏损害和慢性肾功能不全。我们一定要牢记:减肥比限盐更重要,戒烟比加药更重要。同时,也要关注干扰降压作用的药物,包括:非类固醇性抗炎药(包括阿司匹林)和甘草,可引起水钠潴留,抵消降压药的作用;某些滴鼻液和减肥药,长期使用可升高血压;三环类抗抑郁药,可阻止交感神经末梢摄取降压药;口服避孕药和糖皮质激素,可拮抗降压药的作用。

　　总体来说,血压是低一点好一点,但也有一个限度,也就是说收缩压尽量不要低于 110mmHg,舒张压尽量不要低于 60mmHg。在我国,50% 的高血压病人合并有糖尿病,25% 的高血压病人合并有高尿酸血症,75% 的高血压病人合并有高同型半胱氨酸血症(H 型高血压),应予以对症治疗,包括氨氯地平叶酸、依那普利叶酸等预防性降压药物。要注意,一次低血压反应的危害是很大的,可以抵消既往的降压效果,有时甚至是致命的。

　　我们要密切关注一些易患高血压的人群,包括:高血压前期 $130\sim139/80\sim89$ mmHg;超重或肥胖(BMI >25 kg/m^2);长期高盐饮食(盐 >6 g/天);长期过量饮酒(白酒 >2 两/天);高血压家族史;年龄大于 55 岁的男性和更年期后的女性。

三、动态脑电图

　　动态脑电图监测仪可供受检者在日常生活环境中戴用,完成 24小时甚至更长时间的脑电活动的记录,使偶发的一过性脑电活动异常可以再现。临床上主要用于鉴别癫痫及非癫痫性发作(脑血管疾病、脑卒中),协助诊断发作部位及起源部位,并判断抗癫痫药物的治疗效果。其特点是记录时间更长,病人可携带记录盒自由行走;缺点则是抗干扰能力较差,病人的活动情况无法录像,癫痫发作与脑电图的关系难以确定。录像脑电图（视频脑电图）抗干扰性能强，对那些不合作、发作多样、发作频繁，以及难治性癫痫的患儿特别适用，并可明显提高癫痫的确诊率。

临床医生可根据动态脑电图监测的结果来指导病人的治疗和选择停药的时机。只有当病人临床发作停止 2 年以上，脑电活动完全正常时，才考虑停止抗癫痫的药物治疗。若检查过程中有癫痫放电，也有参考价值和临床意义，可以指导医生用药。

动态脑电图检查的注意事项如下：尽量剃光头发，第一天要充分洗头，洗后不要抹弹力素、发胶等，便于粘贴电极；需要停用特殊药物（如镇静类、抗癫痫药物），最好停药 3 天；不可空腹，应正常饮食，以防止低血糖反应；要避免电极的脱落，以免记录不准确；注意记录病人 24 小时的发病情况，如癫痫发作，家属则要详细记录发作时的相关情况，便于医生分析、判断病情。

任何引起脑部器质性损伤的疾病（脑炎、脑梗死、脑出血、脑肿瘤），都可以使脑电图出现异常。还有一些功能性疾病，脑电图也会出现异常（癫痫、偏头痛）。影响脑电图的因素比较多，如意识状态、外界刺激、精神活动、年龄、个体差异等。轻度异常的脑电图并没有特殊意义，不必紧张。

四、动态睡眠监测

动态睡眠监测需要一整夜的时长，采集各种信号以反映睡眠健康的一些重要生命信息，包括脑电波、心电图、肌肉活动、眼睛运动、呼吸运动和血氧水平。同时，可了解打鼾者有无呼吸暂停、暂停的次数、暂停的时间、发生暂停时的最低血氧值及对身体健康的影响程度，有助于鉴别睡眠相关性疾病（如睡眠呼吸暂停综合征）的多种原因。睡眠呼吸暂停综合征是一种潜在致死性的呼吸系统疾病，临床表现为夜间睡眠打鼾伴呼吸暂停和白天嗜睡。由呼吸暂停引起且反复发作的夜间低氧和高碳酸血症，可导致高血压、冠心病、糖尿病和脑血管疾病等并发症，以及呼吸暂停引起疲劳驾驶而导致的交通事故,甚至出现夜间猝死。

进行睡眠监测前需要填写一些有关症状、病史、睡眠和生活习惯的问卷。睡眠监测当天的注意事项:不要午睡;洗头,剪除过长的鼻毛;如有可能,男士刮除胡须;检查当晚应少进水及流食;勿饮酒、茶及含咖啡因的饮料;勿服用镇静、安眠药,可以带上自己的睡衣裤、平时用的枕头和床单等寝具,儿童可以带上平时喜欢的玩具等。总之,尽量让自己舒适到接近在家睡觉的状态。

治疗上除了侧卧、戒烟酒,肥胖者还应减重。大部分病人通过经鼻持续气道正压呼吸治疗,都可以达到满意的治疗效果。睡眠时佩戴口腔矫治器是治疗单纯鼾症的主要手段,但对中重度病人无效。必要时可予以手术治疗,如扁桃体或腺样体切除术、鼻腔手术等。

五、动态血糖监测

动态血糖监测以便捷、无痛的方式记录病人的血糖变化,形成全天 24 小时的连续血糖图谱,真实地反映病人在日常生活环境条件下血糖的变化,特别是可以发现夜间低血糖和黎明现象。这种动态监测其有效工作时间不少于 72 小时;也有超长时间(14 天)佩戴,每 5分钟自动生成一个血糖值。动态血糖监测有两种,一种是回顾式的,另一种是实时的。医生可以根据三天到两周的血糖波动曲线,来制定更适合病人的个体化降糖方案,从而达到更好地控制血糖和延缓并发症发生发展的目标。

此检查适用于下列糖尿病病人:血糖控制不佳,需要根据血糖谱制定、评估和调整治疗方案的人群;需要排除隐匿性低血糖或高血糖的人群;怀疑有黎明现象(清晨血糖升高)的人群;怀疑有索马吉效应(夜间低血糖、清晨血糖反应性升高)的人群;新发糖尿病和妊娠糖尿病病人。

医生和病人都要注意,一次低血糖反应的危害是很大的,可以抵消既往的降糖效果,有时甚至是致命的。

第三节 心脑血管检查异常

一、心脏超声

心脏超声检查是唯一能动态显示心腔内结构、心脏搏动、心功能和血液流动的检查，对人体没有任何损伤，是诊断先天性心脏病的首选检查方法。

左心房扩大、超过 35mm，常常是高血压引起心脏损害的第一步，原因主要是左心房的房壁比心室薄。继而慢慢引起升主动脉增宽、左心室舒张功能减退，最后导致左心室扩大和心力衰竭。冠心病、心肌病、心肌炎、先天性心脏病等都可引起左心房扩大，另外房颤时间久了也可以出现左心房扩大。当然，左心房扩大也可以导致房颤，而且，左心房越大，说明房颤持续的时间越长，转律的可能性越小，射频消融术的成功率也越低。中重度二尖瓣狭窄或关闭不全者，可以做外科或微创介入的二尖瓣置换术。

左心室大于 55mm，就必须引起高度重视。包括两种情况：一是射血分数下降的左心室扩大，属于失代偿期，比较严重；二是左心室扩大但射血分数正常，属于代偿期，比较轻微。高血压、冠心病、扩张型心肌病、围产期心肌病、酒精性心肌病、心肌炎、先天性心脏病、心脏瓣膜病等，如病程较长，均可引起左心室扩大。心肌梗死还可引起室壁瘤，预后不佳。左心室功能低于 50%，就应予以积极治疗，包括诺欣妥等；若低于 30%，则应予以三腔起搏器植入或其他介入、外科手术。心功能测定的标准方法是左室造影，而超声检测心功能有一定的主观性，有时检测的数值变异比较大。肥厚型心肌病病人的室间隔厚度若超过 12mm，左心室的内径是缩小的。如果此类病人的压差小，症状常不明显，药物治疗即可；超过 50mmHg，常伴发胸闷、气促等症状，就应该行室间隔心肌切除术或化学消融术。

　　肺动脉高压是一种常见病、多发病,且致残率和病死率均很高,应引起人们的高度重视。轻度肺动脉高压为 30～50mmHg,中度为 50～70mmHg,重度为 70mmHg 以上。要识别肺动脉高压的高危人群:先天性心脏病、结缔组织病、门脉高压、肺部疾病、慢性肺栓塞、HIV 感染等基础疾病者;服用减肥药、中枢性食欲抑制剂者;家族中有特发性或遗传性肺动脉高压病史者。一旦诊断为肺动脉高压,必须做一系列检查,尽量发现原发病,并予以支持治疗和靶向药物治疗。

　　正常人有 50mL 以下的心包积液。心包积液厚度 3～5mm,积液量约为 50～100mL,属于少量心包积液;心包积液厚度 5～10mm,积液量约 100～300mL,为中量心包积液;心包积液厚度 10～20mm,积液量 300～1000mL,为大量心包积液;心包积液厚度 20～60mm,积液量在 1000mL 以上,为极大量心包积液。症状轻或心包积液量少时,可以观察随访或利尿治疗;症状严重或心包积液量大时,必须心包穿刺。

　　瓣膜轻度关闭不全或狭窄,一般没有太大影响,临床症状并不明显,不需要治疗。中重度关闭不全或狭窄,会导致心功能下降,出现下肢水肿、腹胀、呼吸困难等种种不适,必须引起足够的重视。至于药物治疗或介入、外科手术,以及手术时机的选择,则应根据每个人的具体情况而定。原则上是介入优先,万不得已才外科开胸手术,而且尽量选择小切口手术方式。

　　先天性心脏病在介入、外科手术前应进行经食管心脏超声或心腔内超声检查,病情复杂的还必须行造影和导管测压。卵圆孔未闭的病人除发泡试验外,还应进行超声学造影检查。

二、经颅多普勒超声

　　这是一种对颅内脑底主要动脉血流动力学进行评价的无创性检查方法,可靠、可重复、价廉,可以作为诊断和预测疗效的重要工具。个体间各测量值可有很大差异,但个体内差异很小,且左右基本对称,如两侧相差很大可认为异常。经颅多普勒超声能够清楚地看到大脑内的血管是否有狭窄、畸形、斑块,以及血流的声频信号、速度和方向,还能够看清大脑和颈椎的血流情况等。临床上,医生常常通过颅内多普勒超声检查这个"脑部听诊器",来判断大脑内动脉的狭窄、闭塞、痉挛、畸形和动静脉瘘的血流情况。病人不应以一项检查结果来判断某一种疾病,建议在专业医生的指导下完成相关检查,如磁共振血管成像检查等。

三、颈动脉超声

颈动脉是人体浅表的大动脉,比较容易检查,所以被称为全身动脉病变(包括冠心病)的"前哨"。颈动脉彩超是诊断、评估颈动脉壁病变的有效手段之一,具有无创、简便、重复性好等特点,能清晰显示血管内膜和中膜是否增厚、有无斑块形成、斑块形成的部位和大小、是否有血管狭窄及狭窄程度、有无闭塞等详细情况,并能进行准确的测量及定位,还能对检测动脉的血流动力学结果进行分析。

颈动脉斑块是颈动脉粥样硬化的表现,好发于颈总动脉分叉处,目前认为与老年人缺血性脑卒中的发生密切相关。其机制可能为:斑块增大导致颈动脉管径狭窄或斑块脱落形成栓子,导致颅内动脉栓塞。一个人出生后不久就会启动动脉硬化,20岁以后就走上了动脉粥样硬化的不归路。目前我国成年人中1/3有颈动脉斑块。颈动脉斑块的形成受多种因素影响,其中年龄在60岁以上、男性、长期吸烟史、高血压病史、糖尿病史及高脂血症等是其危险因素。

彩色多普勒超声通过检测颈动脉内膜中层厚度来确定是否有动脉粥样硬化斑块形成。正常人的厚度小于1.0mm,1.0~1.2mm为内膜增厚,大于1.2mm为斑块形成。超声下根据形态和回声特点,斑块可分为:低回声的脂质性软斑;中等回声的富含胶原组织的纤维性扁平斑块;强回声伴声影的钙化性硬斑块;回声强弱不等的溃疡性混合型斑块。其中,软斑、扁平斑和混合斑属于不稳定斑块,是引起缺血性脑卒中的重要原因之一。

病人不必经常比较斑块的大小,因为超声仪器、超声医生之间存在差异,有时测量的斑块大小会有较大的差异。另外,不必刻意去比较硬斑块与软斑块,也不必过分担心斑块会掉下来。可以这样说,软斑块要多注意些,要更积极进行饮食、运动等生活方式调整和药物治疗,而且效果会比硬斑块更好。短暂性脑缺血发作是颈动脉狭窄的常见临床症状,一般持续时间相对较短,可自行恢复。另外,相关数据表明,约 2/3 的脑梗死与颈动脉狭窄有关:轻型常常会出现一侧肢体感觉障碍、偏瘫、失语、脑神经损伤;重型可能陷入昏迷等。对于中重度颈动脉狭窄者可考虑支架植入或颈动脉内膜剥脱术。

四、四肢动静脉超声及其他

高血压、跛行、肢体水肿或疼痛等病人必须进行血管超声检查,而怀疑冠状动脉粥样硬化者则需要做内皮功能和动脉硬化检测,但这只是初步的筛查。动脉超声主要检查动脉是否存在堵塞,为何种物质导致的堵塞,动脉壁上是否存在斑块,斑块是否有钙化、是否形成狭窄以及狭窄程度等。静脉超声主要检查静脉是否存在堵塞,检查血管内有何种反射波,同时可以通过探头压迫静脉血管,观察是否可以压扁。若能压扁,则提示静脉血管内无占位性病变;若无法压扁,则提示静脉血管内可能有占位,多半为血栓。此外,还可以观察静脉内血流情况。

糖尿病、高血压、高脂血症是动脉狭窄的危险因素。严重者会引起血管闭塞和肢体疼痛,必须予以支架植入或外科手术。静脉血栓会导致回流困难,引起肢体水肿,也是栓塞事件的始作俑者,必须予以药物治疗或外科手术,必要时可安置滤器。

五、动脉血管的 CT 成像

当病人患有特殊的血管疾病,需明确诊断时,普通 CT 影像不够清晰,需在血管内注入造影剂,从而观察血管是否存在狭窄或堵塞、扩张或破裂。因为造影剂有一定的危害性,肾功能不全时禁做。另外,由于造影剂含碘,因此对碘或青霉素过敏的病人也不能做。

　　冠状动脉 CT 造影主要用于冠状动脉狭窄或支架内狭窄的判断,同时也可以排除血管畸形。受试者的心率应控制在 70 次/分以下,必要时可在检查前服用美托洛尔(目前更高端的 CT 对心率的要求并不高)。房颤等心律失常病人不适合做这种检查。检查前,病人应禁食或喝少量水,而在检查后应尽可能多喝水。这项检查的假阴性率相对比较低,即如果发现冠状动脉正常,基本上可以排除冠心病。而假阳性率相对较高,即如果发现冠状动脉狭窄时,不一定存在冠心病,应当结合临床表现、心电图、心超等辅助检查,必要时可行冠状动脉造影来明确诊断。

六、磁共振血管成像

　　主要用于颅内血管、颈动脉血管和主动脉血管的成像,特别适用于颈动脉血管成像。除了使用高压注射造影剂进行检查外,也可不用经静脉注射造影剂,而利用血液流动与静止的血管壁及周围组织形成对比而直接显示血管。所以,肾功能不全和碘过敏的病人可以做此项检查。

七、血管造影及其他

　　这是诊断血管病变、动脉粥样硬化的金标准,也是一种数字减影微创手术。因为要使用造影剂,所以有可能会出现速发型过敏性反应(皮肤瘙痒、荨麻疹、血管性水肿、支气管痉挛、低血压、晕厥)和迟发型过敏反应(皮肤瘙痒、荨麻疹)。另外还可以诱发肾功能损害。肾功能不全的病人如必须行血管造影,应使用特殊的非离子型造影剂,且用量要尽量少。介入的路径可以是股动脉、股静脉,也可以是桡动脉、尺动脉等,检查部位可以是全身的各种血管(动脉或静脉)。

　　一般来说,血管狭窄超过 50% 就会出现症状,超过 75% 则需要介入治疗。但要注意,有时中重度狭窄的病人并没有明显的症状。临床上,如果没有症状,一般属于稳定斑块,药物治疗与介入治疗的效果是一样的,所以并不一定要急于手术。如果有严重的、明确的相关症状,或主干病变,即使狭窄程度属于中度,也应进行介入手术。冠状动脉血流储备分数(FFR)、血管内超声(IVUS)、光学相干断层扫描(OCT)等技术可以比较客观地认识稳定斑块与不稳定斑块、心肌缺血的程度等。

有几点要注意,虽然冠状动脉狭窄超过 50% 才能诊断冠心病,但达到 20% 或 30% 的病人也要引起重视,要积极进行生活方式调整,并适当服用一些药物;冠状动脉虽然正常,但痉挛也可引起心绞痛,也需要积极治疗;肌桥属于一种先天性变异,发生率较高,为 10%,一般不会引起症状,也不需要治疗;冠状动脉瘘也是一种先天性变异,如果分流量大就需要封堵,没有症状且分流量小的病人则不需要处理;冠状动脉介入方法有冠状动脉造影、支架植入、药物球囊扩张等,需要植入 3 枚以上支架时,心内科与心外科医生应通过会诊决定下一步治疗方案,而三支病变则建议行冠脉搭桥术。

脑血管造影可使脑动脉、毛细血管、脑静脉全部显影,以此来检查脑血管的状态,判断脑血管是否有病变,以及病变的性质、严重程度,特别是针对动脉瘤、动静脉畸形等进行定性定位诊断,为治疗提供必要的参考。

第二章　解读检验检测异常

第一节　功能检查异常

一、心功能

心功能的检查方法有以下几种:胸部正位片,可以根据心脏扩大程度和动态改变及肺淤血情况,判断心脏功能状态;心脏彩超检查,通过计算左室射血分数、舒张早期与舒张晚期心室充盈最大值之间的比率,来判断心脏的收缩及舒张功能;放射性核素检查;NYHA心功能分级、6分钟步行、平板或心肺运动试验;左心室造影和有创血流动力学检查;脑钠肽(BNP)和脑钠肽前体(pro-BNP)检测。

目前,慢性心衰已成为严重的社会负担。我国的患病率为1.4%,是各种心脏病的"最后战场",也是各种疾病的"最后归宿"。75%~78%的心衰病人年住院2次以上,30%~40%的病人在诊断后的1年内死亡,5年的死亡率为50%,与恶性肿瘤相仿。60%的病人合并其他疾病超过3种,服药多达6种以上,并占用了大量的医疗资源,特别是在县市级医院,心衰病人成为门诊病人的主力军、住院病人的熟面孔。

急性心衰的诊断标准:BNP>100pg/mL 或 NT-proBNP>300pg/mL。慢性心衰的诊断标准:BNP>35pg/mL 或 NT-proBNP>125pg/mL。BNP 或 NT-proBNP 降幅≥30%,说明心衰治疗有效。

NYHA 心功能分级：Ⅰ级为日常活动无心衰症状；Ⅱ级为日常活动出现心衰症状（呼吸困难、乏力）；Ⅲ级为低于日常活动出现心衰症状；Ⅳ级为在休息时出现心衰症状。

6 分钟步行试验可以更加客观地评价心脏功能：＜150m 为重度心衰；150～450m 为中重度心衰；＞450m 为轻度心衰。

心脏超声：左室功能正常为 50％～70％；轻度降低为 40％～50％；中度降低为 30％～40％；重度降低为 30％以下。

心衰的药物治疗有"铁三角"（ACEI/ARB＋螺内酯＋β-受体阻滞剂）、"新铁三角"（沙库巴曲缬沙坦＋螺内酯＋β-受体阻滞剂），另外，预防和康复也是十分重要的。呼吸频率＜30 次/分、静息心率＜100 次/分、轻中度乏力的情况下，就可以开始运动康复锻炼。利尿剂和洋地黄可以改善症状，但对于延长寿命、改善生活质量没有好处。

二、肺功能

这是呼吸系统疾病的必要检查项目之一，也可据以评估外科手术（特别是胸部手术）的耐受力及术后发生并发症的可能性。主要用于检测呼吸道的通畅程度、肺容量的大小，对于早期检出肺、气道病变，评估疾病的严重程度及预后，评定药物或其他治疗方法的疗效，在鉴别呼吸困难的原因等方面，有重要的临床价值。

除了在医院里进行肺功能检测、心肺运动试验外，个人也可以进行简易的肺功能测定。

憋气法是最常用的一种方法。如果深呼吸后憋气小于 10 秒，说明肺部可能出现了大问题，应及时就医；如果憋气 20 秒左右，肺部可能存在一些问题；如果憋气能有 30～40 秒，说明肺还很健康，不必过于担心；如果憋气能达 1 分钟，说明肺功能非常好。

爬楼梯法：正常爬楼梯，不提重物，如果爬 5 层楼都没有气喘，说明肺功能很好；如果能一下子上 3 层楼，没有气喘和胸闷的感觉，说明肺功能尚可；如果才爬 1～2 层楼就开始气喘、胸闷、呼吸困难，那么肺或心脏很可能出现了问题,建议检查心肺功能。

吹蜡烛法:如果能将 15cm 远的蜡烛吹灭,而没有出现胸闷、呼吸困难等不适症状,说明肺功能良好;但是如果吹不灭,尤其是不能将 5cm 远的蜡烛吹灭,可能是肺出现了严重的问题。

运动测脉搏法:通过运动让脉搏达到 120 次/分钟后停止运动,如果在 5 分钟内可以恢复原先的脉搏,那说明肺功能良好。但如果 5 分钟内都无法恢复正常的脉搏,并伴有胸闷、呼吸困难、心跳加快,那可能是肺出现了问题,需要到医院进行肺功能检测。

三、肝功能

肝功能检查包括谷丙转氨酶(ALT)、谷草转氨酶(AST)、碱性磷酸酶(ALP)、γ-谷氨酰转肽酶(γ-GT)等项目。ALT 和 AST 能敏感地反映肝细胞的损伤程度。各种急性病毒性肝炎、药物或酒精引起急性肝细胞损伤时,血清 ALT 这个指标最敏感。而在慢性肝炎和肝硬化时,AST 升高程度超过 ALT。在急性肝炎恢复期,如果出现 ALT 正常而 γ-GT 持续升高,常常提示肝炎慢性化。患慢性肝炎时,如果 γ-GT 持续超过正常参考值,则提示慢性肝炎处于活动期。胆碱酯酶(CHE)增高可见于甲亢、糖尿病、肾病综合征及脂肪肝。

肝内脂肪蓄积太多,超过肝重量的 5% 或在组织学上肝细胞 50% 以上有脂肪变性时,就可称之为脂肪肝。我国脂肪肝的发病率为 25%,且发病年龄日趋年轻化,是一种常见的肝脏病理改变,正严重威胁国人的健康,成为仅次于病毒性肝炎的第二大肝病。轻度脂肪肝病人的肝功能基本正常;中重度脂肪肝,表现为 ALT、AST 轻中度升高,达正常上限的 2～5 倍。一般来说,肥胖性脂肪肝 ALT 高于 AST,而酒精性脂肪肝 AST 高于 ALT。临床表现:轻者无症状,重者病情凶猛。一般而言,脂肪肝属于可逆性疾病,早期诊断并及时治疗常可恢复正常。

肝脏纤维化或肝硬化时,会出现血清白蛋白和总胆红素降低,同时伴有单胺氧化酶升高。目前,最常用于诊断原发性肝癌的生化检验指标是甲胎蛋白(AFP)。α-L-岩藻糖苷酶(AFU)测定对原发性肝癌诊断的阳性率为 $64\%\sim84\%$,特异性 90% 左右。AFU 以其对检出小肝癌的高敏感性,对提示肝硬化并发肝癌的高特异性以及与 AFP 的良好互补性,而越来越被公认为是肝癌诊断、随访和肝硬化监测的重要手段。

少数病人服用他汀类药物后,可以观察到转氨酶的升高,一般在停药之后能恢复到正常。一般来说,转氨酶在正常值 2 倍以下时,可在密切监测下继续用药;如果超过 3 倍则需要停药,换用其他调脂药。目前,在积极进行生活方式调整的基础上,主张他汀类药物中小剂量长期服用。因为,大剂量他汀易致肝损害,一旦发生,病人就会拒绝服用此类药物。目前,也主张小剂量他汀加用血脂康或处方鱼油制剂,或直接使用后两者。胆宁片可降低甘油三酯水平,对脂肪肝有一定疗效。

目前有甲、乙、丙、丁、戊五种类型的病毒性肝炎。如果乙肝表面抗原(HBsAg)、乙肝 e 抗体(HBeAb)和乙肝核心抗体(HBcAb)同时出现阳性,通常被称为"小三阳",代表体内的病毒复制已经由活跃转为静止,血中的带病毒量也明显减少,传染性相对降低,病情开始好转。乙肝小三阳分为发病者与携带者两类,后者不需要进行特殊的治疗。

四、肾功能

肾功能不全是由多种原因引起肾小球急性或慢性破坏,使身体在排泄代谢废物和调节水电解质、酸碱平衡等方面出现紊乱的临床综合征。预后严重,是威胁生命的主要疾病之一。

肾功能衰竭分为 4 期:肾贮备功能下降,患者无症状;肾功能不全代偿期;肾功能失代偿期(氮质血症期),患者有乏力、食欲不振和贫血等症状;尿毒症阶段,有酸中毒和水、电解质失衡等症状。很多老年人处于肾贮备功能下降和肾功能不全代偿期,需要随访观察,并积极治疗原发病,而尿毒症病人必须进行血液透析、腹膜透析或肾脏移植手术。

　　高血压、糖尿病等都是肾功能不全的潜在病因。造影剂可引起肾功能损害，有些药物也可导致肾功能不全。常用尿液显微镜检查、化学检查和血液的某些化学检查来衡量肾功能的变化，而血尿素氮、肌酐、尿酸、尿蛋白、血内生肌酐清除率等是肾功能的主要评价指标。正常人的肾小球滤过率为 125mL/分，随着年龄增大会逐渐减低，40 岁以后每年减少约 1.15mL/分。

五、凝血功能与血小板功能

　　出血性或血栓性疾病、抗凝药物治疗和监测时，以及手术前，都要常规检查凝血功能。另外，病人出现出血倾向时，如没有明显诱因下出现鼻出血、牙龈出血，或血尿、大便带血、皮肤黏膜大片瘀斑，也需要进行凝血功能检查。检测要求：24 小时内不能从事剧烈的体育运动和重体力劳动，并且半小时内不能吸烟。D-二聚体主要反映机体血管内血栓形成的风险，国际标准化比值（INR）则反映服用华法林后的出血风险。INR 值是监测华法林有效性和安全性的指标，过低说明抗凝效果不足，而过高说明出血风险增加。长期服用华法林的病人 INR 的监测频率受其依从性、合并疾病、合并用药、饮食调整等因素的影响。在未来社区和未来乡村的健康小屋，许多常规检测可以便捷实施。

　　下肢深静脉血栓形成、肺栓塞、人工瓣膜置换术后、房颤等病人应服用华法林。注意事项包括：严格按照医嘱使用药物；每天在同一时间服药，一般为早上 8 时前后，服药后填写"用药记录"。当忘记服药时，如在忘记服药的 12 小时之内，要立刻补服；如超过 12 小时，则无需补服，只需在第二天正常服药即可。切记不要同时服用双倍剂量或任意额外的剂量；服药期间定期监测凝血功能，并保持 INR2～3；时刻注意出血风险，生活中避免磕碰，并警惕出血的相关症状；服药期间不可擅自服用其他西药，因为很多西药如阿司匹林、巴比妥类药物，会与华法林产生相互作用，影响其疗效；不可随意服用中药、中成药、药汤或含中药成分的食品(如龟苓膏),因为很多中药(如当归、人参、丹参等)会与华法林产生相互作用,影响其疗效;服药期间不可随意服用维生素或其他营养补充剂,因为这些药物可能含有维生素K,会降低华法林的疗效。此外,日常生活中,有很多食物富含维生素K(菠菜等绿叶蔬菜),为避免影响华法林的药效,病人应合理调整膳食,并戒烟、戒酒。

服用华法林后,药物在内体存在累积效应,即使INR暂时稳定,一段时间后仍可能出现波动,所以凝血指标达稳后每月至少需要复查一次。如果漏服华法林2天及以上,应立即告知医生和药师,以寻求解决方案。华法林可能对胎儿有不良影响,但不随乳液分泌,哺乳期妇女可正常服用。

服用新型抗凝药,如利伐沙班、达比加群酯等,不需要监测凝血功能。

血小板功能检测可分为血小板一般功能测定、血小板黏附、聚集及释放功能的测定(血小板功能分析仪)、流式细胞术分析和血栓弹力图法等。早期研究表明,阿司匹林抵抗在人群中的发生率为8%~45%,多见于年龄偏大或女性病人。若发生阿司匹林抵抗,可选用替罗非班、氯吡格雷或吲哚布芬,也可试用冠心宁、可达灵等中成药。氯吡格雷也有抵抗现象,必要时可以使用新型血小板聚集抑制剂,如替格瑞洛等。

六、甲状腺功能

主要包括总三碘甲状原氨酸(T_3)、总甲状腺素(T_4)、游离T_3、游离T_4以及促甲状腺激素(TSH)等指标。游离T_3、游离T_4不受甲状腺激素结合蛋白的影响,直接反映甲状腺功能状态,其敏感性和特异性明显高于总T_3、总T_4。TSH降低可见于甲亢,TSH增高可见于甲减,TSH升高而T_3、T_4正常可能为亚临床甲减。甲状腺球蛋白抗体(TGAb)、甲状腺微粒体抗体(TMAb)增高是诊断桥本病(慢性淋巴细胞性甲状腺炎)的主要指标。促甲状腺激素受体抗体

(TRAb)是一种甲状腺的自身抗体,是在恶性弥漫性甲状腺肿自身免疫过程中产生的,可以刺激甲状腺产生甲状腺激素。人一生中应至少检查一次甲状腺功能,特别是超声检查发现异常时。一次检查甲状腺功能正常并不能代表一直没问题,感染、免疫功能下降、过度疲劳、精神紧张,甚至车祸、怀孕、含碘食物摄入过多等,均可致甲状腺功能异常。

七、免疫功能

包括免疫球蛋白(IgA)、免疫球蛋白(IgG)、免疫球蛋白(IgM)、补体 C_3、补体 C_4、类风湿因子、C反应蛋白等指标。如果检测异常,可能存在自身免疫性疾病,如先天性免疫缺陷病、系统性红斑狼疮、类风湿性关节炎、慢性肝病等。

IgA降低说明有免疫缺陷病、遗传性或获得性抗体缺乏症、蛋白丢失性肠病等;IgA增高表现为亚急性或慢性感染性疾病、囊性纤维化等。IgG降低说明有肾病综合征、遗传性或获得性抗体缺乏症等;IgG增高表现为慢性肝病、结缔组织疾病等。另外,也可以通过免疫复合物检测肿瘤、感染性疾病、内分泌疾病等。临床上可动态观察补体水平的变化来检测免疫功能,下降见于急性病毒性肝炎等,升高则见于糖尿病、急性心肌梗死等。

第二节　血液检查异常

一、幽门螺杆菌抗体测定

以下三类人更容易感染幽门螺杆菌:第一类是经常在外就餐,而且多人共用餐具、不分餐的人,容易通过唾液交叉感染;第二类是常吃剩饭、剩菜的人;第三类就是喜欢进食辛辣、油腻、刺激性食品,以及饮酒的人。很多感染幽门螺杆菌的病人都会出现口臭等症状。

　　幽门螺杆菌可以通过抽血来检查抗体,但不太准确,而且病人在治愈之后,血中幽门螺杆菌抗体仍会存在 1～2 年,容易出现假阳性。除此之外的检查方法包括:胃镜下取组织进行尿素酶检测,如果试剂变色即提示存在幽门螺杆菌感染;胃镜下取组织进行病理检测,如发现细菌即提示存在幽门螺杆菌感染;^{13}C 及 ^{14}C 呼气试验,均简便易行、无痛苦、价格低廉,其敏感性及特异性均类似于胃镜下检查;在大便中也可检测幽门螺杆菌抗原,但其敏感性、特异性均无法与胃镜及呼气试验相比较;用唾液测试板检测,可间接检出幽门螺杆菌抗原,适合初筛和复查。

　　查出幽门螺杆菌,不必慌张。因为绝大多数感染幽门螺杆菌的病人,可能只存在无症状的胃炎,15%～20%的病人可能出现消化性溃疡,10%左右的病人可能出现消化不良,只有 1%的病人才有可能会发展成胃癌。并非所有的螺杆菌阳性病人都需要根除幽门螺杆菌,但对下列人群建议根除:有胃癌家族史;既往有胃癌手术史;胃大部分切除或胃淋巴瘤;萎缩性胃炎或糜烂性胃炎;消化性溃疡。幽门螺杆菌阳性者可以通过四联药物进行治疗,包括胃黏膜保护剂(铋剂)、质子泵抑制剂(奥美拉唑),再加上 2 种抗生素(阿莫西林、甲硝唑等),疗程 10～14 天。

二、电解质

　　肾功能不全和使用利尿剂的病人应该定期检查电解质。低血钾表现为全身无力、行走困难、心电图异常,甚至出现心功能异常。高血钾也可表现为浑身无力、心电图异常。低钠、低氯会造成脱水、食欲不振、乏力、精神萎靡等情况,而严重低钠(低于 120mmol/L)会出现脑水肿。低钙则容易出现抽搐。心力衰竭病人在急性期伴有容量负荷过重时,通常每天要限制钠摄入(2g 以下),而稳定期限制钠摄入不一定获益,正常饮食即可。另外,轻中度症状的心衰病人常规限制液体可能没有益处。

　　高血压除了要减盐(钠),还要增加钾的摄入量。世界卫生组织

建议,最健康合理的钠钾比为 1∶1,而我国居民饮食的钠钾比为 5∶1,
高钠低钾的情况非常严重。我国城乡居民每天钾的摄入量分别只有
1890mg 和 1860mg,远远低于世界卫生组织的推荐标准,说明豆类、
坚果、新鲜果蔬等富钾食品的摄入明显不足。

三、血液常规检查

主要是对红细胞、白细胞、血小板等外周血液细胞成分的数量和
质量进行检查,主要指标包括红细胞计数、血红蛋白浓度、血细胞比
容、红细胞平均指数、白细胞分类计数、血小板计数等。如有长期素
食、从事放射或介入工作、服用抗凝或抗血小板药物、黑便、瘀斑和月
经量过多等情况,应定期检查血常规。氯吡格雷可引起白细胞下降;
病毒感染,如新型冠状病毒感染,可以导致白细胞下降,尤其表现为
淋巴细胞下降;接受放射性照射,白细胞也可以下降;自身免疫性疾
病,如系统性红斑狼疮,同样可以表现为白细胞下降。血小板低于 3
万,便容易出现出血,而低于 2 万时,容易发生颅内出血。贫血病人
还需要测定铁蛋白、转铁蛋白。

精制的瘦肉(牛肉)、海鲜类(黄鳝、河蟹)、豆制品、富含维生素和
微量元素的果蔬等都可以升高白细胞,但作用有限。可以升高血小
板的食物有花生红外衣、木瓜、石榴、南瓜、胡萝卜、菠菜、牛奶、牛肉、
鸡肉、鱼肉、牡蛎、螃蟹等。另外动物的肝脏、大豆类食品、鸡蛋、香
菇、黄花菜等对提升血小板也十分有益。贫血病人应进食含铁量高
的食物,如瘦肉、动物的肝脏和血等;多进食蔬菜,如紫菜、菠菜、海
带、木耳等。同时,在日常饮食中应摄入丰富的优质蛋白质,如肉蛋
奶、鱼虾、豆制品等。另外,喝茶可以抑制铁剂的吸收,在服用铁剂期
间不宜喝茶。铁剂有时可以引起胃肠道反应,如恶心、呕吐,因此适
合饭后服用铁剂。维生素 C 有促进铁吸收的功效,可以适当进食富
含维生素的食物和水果,如西红柿、橘子等。

我国轻度贫血的人比较多,以儿童和老年人为主,而且没有得到
足够的重视。这些病人贫血常由饮食不均衡所致,慢性失血(胃肠

道)也是一个重要的原因。所以,大便隐血试验应作为常规检查,每年 1～2 次。部分贫血无须药物治疗(包括饮食、生活方式调整等)即可以改善;病人应正确对待贫血,不必太紧张;若出现恶心、呕吐、皮疹、发热、头晕、视力障碍、胸痛等不良反应,应及时与医生联系。

医生应解释铁剂药物的作用和副作用、注意事项等。富马酸亚铁咀嚼片可使血清铁快速上升,可充分咀嚼后用少量温开水送服。琥珀酸亚铁缓释片应整片吞服,颗粒制剂不宜用开水冲服,以免影响吸收;铁剂服用后应漱口,以防止牙齿变黑。包装开封后,应在 2 天内服完。服用铁剂 2 小时内不得饮茶及使用含鞣酸较多的药物。应预先告知病人,服用铁剂后可使大便变黑。大量服用叶酸后,尿液或呈黄色,为正常现象。

四、血糖与胰岛素

糖尿病病人在规律饮食及生活的情况下,应当每周监测 1～2 次空腹血糖、早餐后 2 小时血糖、午餐前血糖、午餐后 2 小时血糖、晚餐前血糖、晚餐后 2 小时血糖、睡前血糖及夜间血糖。当出现低血糖症状及剧烈运动前后,应当加测血糖,尽量将血糖控制到目标值,同时每 3 个月应当查一次糖化血红蛋白。

静脉血糖监测用于糖尿病诊断以及病情判断,可以监测空腹血糖、餐后 2 小时血糖,以了解最近 3 个月的血糖控制情况。指尖血糖监测主要用于了解糖尿病治疗后的血糖控制情况,可居家监测空腹血糖、餐后 2 小时血糖、任意血糖,较为便捷。

如果空腹血糖＞6.1mmol/L、餐后 2 小时血糖＞7.8mmol/L,则称为高血糖。根据糖尿病诊断标准,空腹血糖≥7.0mmol/L、口服葡萄糖耐量试验 2 小时血糖＞11.1mmol/L,可以诊断为糖尿病。如果空腹血糖处于 6.1～7.0mmol/L,口服葡萄糖耐量试验 2 小时血糖在正常范围,通常称为空腹血糖受损。如果空腹血糖正常,口服葡萄糖耐量试验 2 小时血糖在 7.8～11.1mmol/L,又称之为糖耐量异常。空腹血糖受损和糖耐量异常均属于糖尿病早期。

测定胰岛素可了解胰岛功能,判断糖尿病类型。正常情况下,空腹胰岛素水平应该为 5～20mU/L,而餐后水平应比空腹高出 5～10 倍。如果胰岛素水平明显降低,就称之为绝对缺乏,可见于 1 型糖尿病;如果并没有明显减少,就称为相对缺乏,是因为胰岛素发挥作用的环节出现故障,常见于存在胰岛素抵抗的 2 型糖尿病。

糖尿病的治疗非常个体化,不同人的治疗目标不一样。1 型糖尿病病人中儿童和青少年居多,而儿童和青少年处于生长发育期,通过降糖治疗使患者的血糖保持在相对合理范围内,不影响患者的生长发育,并可保持生活能力和学习能力。2 型糖尿病患者中成年人居多,如果中年人没有明显的糖尿病慢性并发症,或者预期寿命比较长,通过降糖治疗使血糖尽可能控制在正常范围,可明显延缓慢性并发症的发生和发展,保证生活能力和工作能力,延长寿命,提高生活质量。对于老年人,尤其是合并严重慢性并发症或者合并其他基础病的老年人,预期寿命比较短,如果过度降糖,可能会导致低血糖,对老年人弊大于利。所以对于老年人,我们的治疗目标是使患者的血糖控制在偏高的水平,但不至于出现糖尿病的急性并发症。

除短效、中效及长效胰岛素外,降糖药物还有磺脲类和非磺脲类胰岛素促泌剂、双胍类、糖苷酶抑制剂(阿卡波糖)、噻唑烷二酮类、二肽基肽酶-4 抑制剂(西格列汀和阿格列汀等)、钠葡萄糖转运蛋白抑制剂(达格列净和恩格列净等)、胰高糖素样肽-1 受体激动剂(利拉鲁肽和司美格鲁肽等)。后 3 类药物对心血管有保护作用,还有一定的减肥效果。

应注意低血糖反应,并通过健康教育,使病人及其家属掌握防止低血糖及处理的基本知识。胰岛素治疗计划与病人的饮食、活动状态(包括运动)是一个整体,任何一点变化均会使血糖波动,应按病情和血糖指数调整剂量。胰岛素制剂最适宜在 2～8℃贮存。冷冻、光晒、高温、剧烈振动均可使其在相对短期内失效。短效制剂若出现混浊则不能使用。同时服用降糖药、β-受体阻滞剂的病人,发生低血糖时症状可能被掩盖。用药期间应经常检查空腹血糖、糖化血红蛋白、尿特定蛋白、尿酮体,定期检测血肌酐、血乳酸浓度。

五、血脂

报告单上的血脂正常参考值是针对健康人的。对于病人,不同的疾病对于血脂的要求是不一样的,应在专科医生的指导下,运用生活方式调整和药物治疗两种手段,力争使血脂达标。

血脂检查主要测定血清中的总胆固醇(TC)、甘油三酯(TG)、高密度脂蛋白胆固醇(HDL-C)和低密度脂蛋白胆固醇(LDL-C)的水平等,以预防或知晓是否患有肥胖症、动脉硬化、高血脂、冠心病、糖尿病、肾病综合征,以及其他一些心血管病。血脂分为"好血脂"和"坏血脂",HDL-C属于"好血脂",而LDL-C属于"坏血脂"。载脂蛋白A(apoA)和载脂蛋白B(apoB)的比值降低,说明脂质代谢不好,容易导致冠心病复发。也就是说,apoB升高可见于高脂血症、糖尿病、动脉粥样硬化、心肌梗死。

不同病人的血脂治疗目标值是不一样的:无高血压且其他危险因素<3的治疗目标值为TC<6.21mmol/L(240mg/dL)、LDL-C<4.14mmol/L(160mg/dL)。有高血压且其他危险因素≥1的治疗目标值为TC<5.2mmol/L(200mg/dL)、LDL-C<3.41mmol/L(130mg/dL)。冠心病及其等危症的治疗目标值为TC<4.14mmol/L(160mg/dL)、LDL-C<2.6mmol/L(100mg/dL)。急性冠脉综合征或缺血性心血管病合并糖尿病的治疗目标值为TC<3.1mmol/L(120mg/dL)、LDL-C<2.07mmol/L(80mg/dL),且较治疗前降幅要≥50%。

降脂治疗不能代替饮食控制,健康的生活习惯是预防高脂血症和动脉粥样硬化的最有效措施,包括低脂饮食、控制体重、适当运动、戒烟等。按医嘱服药,如饭前服用消胆胺,饭后或饭中服用他汀类药物。不得随意增减药物剂量。治疗前应行肝功能评价和超声检查(脂肪肝),服药后定期复查肝肾功能。若感到肌肉酸痛、乏力等情况,应及时与医生联系。

六、心肌酶谱

包括乳酸脱氢酶（LDH）、谷丙转移酶（ALT）、谷草转氨酶（AST）、肌酸激酶（CK）及其同工酶（CK-MB）、α-羟丁酸脱氢酶（α-HBDH）等。目前，判断心肌损伤的指标主要是肌红蛋白、肌钙蛋白和 CK-MB/CK 的比值。现在的胸痛中心、胸痛救治单元建设都要求进行床边肌钙蛋白快速测定，POCT 机基本上 8～20 分钟就可以完成。CK、CK-MB 单独升高的价值不大，CK-MB/CK 这个比值相对重要，大于 5％应怀疑心肌梗死，大于 10％则可确诊。

如果心电图能够确诊心肌梗死，就不必等待心肌酶学的结果，应遵循"时间就是心肌，时间就是生命"的原则，尽快予以治疗。

七、性激素

性激素检查包括卵泡生成激素（FSH）、黄体生成激素（LH）、雌二醇（E2）、孕酮（PROG）、睾酮（TEST）和催乳激素（PRL）6 项，以了解内分泌功能、协助诊断与内分泌失调相关的疾病。

月经来潮后第 2～3 天，早上 9 时空腹抽血检查，效果最为精准。闭经或情况紧急者，可在任何时间检查，空腹最佳。男性只要没有剧烈运动，生活规律，上午 8～11 时空腹静坐休息 10～30 分钟后可予以检查。

女性有更年期，其实男性也有更年期。男性更年期的症状相对比较轻微，不需要特殊治疗。但有些男性的更年期症状比女性还要严重，治疗也比较困难。女性的平均绝经年龄在 50 岁左右（40～65 岁），有提前和延长的趋势。绝经前的时间叫围绝经期，绝经后的时间则叫更年期。此时的检验结果是 FSH 升高、E2 和 PROG 水平下降。更年期女性卵巢功能减退速度比较快，而男性的性腺功能减退相对比较缓慢，症状出现的时间会在 60 岁以后。

更年期出现的临床表现，如潮热、多汗、情绪波动、睡眠不佳、乏力，以及其他心血管系统和消化系统的表现，症状各种各样，主诉千奇百怪。有些症状相对轻微，不影响生活质量，只要调整生活方式、均衡饮食、加强锻炼、生活有节律就可以平稳度过更年期阶段；有些女性更年期的表现比较严重，可能会影响生活质量，则需要去医院就诊，在医生的指导下服用一些药物（雌激素替代、谷维素或美托洛尔、麝香保心丸）。

八、肿瘤指标

1. 甲胎蛋白（AFP）

AFP 是早期诊断原发性肝癌最敏感、最具有特异性的指标，适用于大规模普查。如果病人有长期肝炎病史，血液 AFP 超过 400ng/mL，则高度怀疑原发性肝癌的可能。70%～95%原发性肝癌病人的 AFP 升高，越是晚期 AFP 含量越高，但阴性并不能排除原发性肝癌。AFP 水平在一定程度上反映肿瘤的大小，其动态变化与病情有一定的关系，是显示治疗效果和预后判断的一项敏感指标。AFP 值异常增高者一般提示预后不佳，其含量上升则提示病情恶化。通常手术切除肝癌后 2 个月，AFP 值应降至 20ng/mL 以下；若降得不多或降后复升，则提示切除不彻底或有复发、转移的可能。在转移性肝癌中，AFP 值一般低于 350～400ng/mL。

2. 癌胚抗原（CEA）

CEA 是一种重要的肿瘤相关抗原，70%～90%的结肠腺癌病人 CEA 高度阳性。在其他恶性肿瘤中的排序为胃癌（60%～90%）、胰腺癌（70%～80%）、小肠腺癌（60%～83%）、肺癌（56%～80%）、肝癌（62%～75%）、乳腺癌（40%～68%）、泌尿系癌肿（31%～46%）。胃液（胃癌）、唾液（口腔癌、鼻咽癌）以及胸腹水（肺癌、肝癌）中 CEA 的阳性检测率更高，因为这些肿瘤"浸泡液"中的 CEA 可先于血中而存在。CEA 含量与肿瘤大小、有无转移存在一定的关系。当发生肝转移时，CEA 的升高尤为明显。

CEA 测定主要用于指导各种肿瘤的治疗及随访。对肿瘤病人血液或其他体液中的 CEA 浓度进行连续观察，能对病情判断、疗效观察及预后提供重要的依据。CEA 的检测对肿瘤术后复发的敏感度极高,可达 80% 以上,往往早于临床、病理检查及放射检查。

大量的临床实践证实,术前或治疗前 CEA 浓度能明确预示肿瘤的状态、存活期及有无手术指征等。术前 CEA 浓度越低,说明病期越早,肿瘤转移、复发的可能越小,其生存的时间越长;反之,术前 CEA 浓度越高,说明病期较晚,难以切除,预后较差。

手术完全切除者,一般术后 6 周 CEA 可恢复正常;术后有残留或微转移者,可见 CEA 下降,但不可能恢复正常;无法切除而作姑息手术者,一般呈持续上升态势。CEA 浓度也能较好地反映放疗和化疗的效果,而不一定与肿瘤的体积成正比。

3. 癌抗原 125(CA125)

CA125 是卵巢癌和子宫内膜癌的首选标志物。如果以 65U/mL 为阳性界限,阳性病人晚期癌变的准确率可达 100%。如果病人有腹胀、腹腔积液,血液 CA125 明显升高,妇科彩超显示可疑卵巢占位,则高度怀疑卵巢癌。

CA125 测定和盆腔检查相结合可提高诊断的特异性和准确性,对输卵管癌、子宫内膜癌、子宫颈癌、乳腺癌和间皮细胞癌的诊断准确率也很高。动态观察血清 CA125 浓度有助于卵巢癌的预后评价和治疗质控。经治疗后,CA125 含量可明显下降,若不能恢复至正常范围,应考虑有残存肿瘤的可能。

在各种恶性肿瘤引起的腹水中,也可见 CA125 升高。多种妇科良性疾病(如卵巢囊肿、子宫内膜病、宫颈炎、子宫肌瘤),以及胃肠道癌、肝硬化、肝炎等也可见 CA125 升高。

4. 癌抗原 153(CA153)

CA153 是乳腺癌相对特异的肿瘤标志物。如果病人乳腺内有质地较硬的结节,血液 CA153 明显升高,则高度怀疑乳腺癌可能。30%~50% 乳腺癌病人的 CA153 明显升高,其含量的变化与治疗效果密切相关,是乳腺癌诊断和监测术后复发、观察疗效的最佳指标。CA153 动态测定有助于乳腺癌病人治疗后复发的早期发现;当

CA153 大于 100U/mL 时,可认为有转移性病变。

5. 癌抗原 199(CA199)

CA199 是胰腺癌、胃癌、结直肠癌、胆囊癌的相关标志物。大量研究证明,CA199 浓度与这些肿瘤的大小有关,是迄今报道的对胰腺癌敏感性最高的标志物。85%～95%的胰腺癌病人 CA199 为阳性,而且 CA199 的测定有助于胰腺癌的鉴别诊断和病情监测。当CA199 小于 1000U/mL 时,有一定的手术价值。肿瘤切除后 CA199浓度会下降,如再度上升,则表示可能复发;对胰腺癌转移的诊断也有较高的意义,当 CA199 水平高于 10000U/mL 时,几乎均存在外周转移。

6. 癌抗原 724(CA724)

CA724 是目前诊断胃癌的最佳肿瘤标志物之一,具有 28%～80%的特异性。若与 CA199 及 CEA 联合检测,可以监测 70%以上的胃癌。CA724 水平与胃癌的分期有明显的相关性。伴有转移的胃癌病人,CA724 的阳性率远远高于非转移者。CA724 水平在术后可迅速下降至正常,而在复发病例中又会升高。与其他标志物相比,CA724 最主要的优势是其对良性病变的鉴别诊断有极高的特异性,在众多的良性胃病病人中,其检出率仅为 0.7%。

CA724 对其他胃肠道癌、乳腺癌、肺癌、卵巢癌也有不同程度的检出率。CA724 与 CA125 联合检测,作为诊断原发性及复发性卵巢肿瘤的标志物,特异性可达 100%。

7. 癌抗原 242(CA242)

CA242 是一种新的消化道肿瘤相关抗原。对胰腺癌、结直肠癌有较高的敏感性与特异性,分别为 86%和 62%的阳性检出率,对肺癌、乳腺癌也有一定的阳性检出率。CA242 可用于胰腺癌和良性肝胆疾病的鉴别诊断及预后判定,也可用于结直肠癌病人术前预后及复发预测的判定。

CEA 与 CA242 联合检测可提高对肿瘤检测的敏感性。与单独采用 CEA 检测相比,对结肠癌可提高 40%～70%的特异性,对直肠癌则可提高 47%～62%。CEA 与 CA242 无相关性,具有独立的诊断价值,且两者之间具有互补性。

8. 癌抗原 50(CA50)

CA50 是最常用的糖类抗原肿瘤标志物,用于诊断胰腺和结直肠癌。其肿瘤识别谱比 CA199 更广,因此它又是一种普遍的肿瘤标志相关抗原,而不是特指某个器官的肿瘤标志物。CA50 在多种恶性肿瘤中可检出不同的阳性率,对胰腺癌和胆囊癌的阳性检出率居首位,占 94.4%;其他依次为肝癌、卵巢、子宫癌(88%)和恶性胸水(80%)等。

值得指出的是,CA50 在 80%AFP 阴性的肝细胞癌中呈阳性结果,作为手术治疗彻底与否的指标也有较大的准确性。另外,CA50 对恶性胸水有很高的阳性检出率,而对良性胸水尚无阳性报道。

萎缩性胃炎是癌前高危病变,因此 CA50 可作为癌前诊断的指标之一。在胰腺炎、结肠炎和肺炎发病时,CA50 也会升高,但随炎症的消除而下降。

9. 非小细胞肺癌相关抗原(CYFRA211)

CYFRA211 是非小细胞肺癌中最有价值的肿瘤标志物,尤其对鳞状细胞癌的早期诊断、疗效观察、预后监测有重要意义。CYFRA211 也可用于监测膀胱癌的复发。如果肿瘤治疗效果好,CYFRA211 的水平会很快下降或恢复到正常水平。在疾病的发展过程中,CYFRA211 浓度的变化常常早于临床症状的出现和影像学检查的异常。

10. 小细胞肺癌相关抗原(神经元特异性烯醇化酶,NSE)

NSE 被认为是监测小细胞肺癌的首选标志物,60%～80%的小细胞肺癌病人 NSE 升高。在缓解期,80%～96%的病人 NSE 含量正常,如升高则提示复发。

九、风湿指标

1. 抗溶血性链球菌抗体试验(ASO)

滴度超过 500 单位为增高,特别提示近期曾有溶血性链球菌感染。约有80％的急性风湿热病人 ASO 增高,类风湿性关节炎、慢性风湿性关节炎也可见滴度增高。

2. 血沉(ESR)

ESR 增快提示有风湿活动存在,部分病人病情缓解后可降至正常。

3. 类风湿因子(RF)

成年类风湿病人 RF 的阳性率高达 70％～80％,儿童病人阳性率为 30％左右。类风湿因子检查对类风湿病不是唯一的诊断依据,因正常人中约 1％～5％可见类风湿因子阳性,其他疾病也可出现阳性。相反,类风湿因子阴性也不能排除类风湿关节炎,需要结合临床全面考虑。

4. C 反应蛋白(CRP)

CRP 在各种急性炎症、组织损伤、心肌梗死、手术创伤、放射性损伤等疾病发作后数小时迅速升高,并有成倍增长之势,其升高幅度与感染的程度呈正相关。

5. 抗角蛋白抗体谱

包括抗角蛋白抗体(AKA)、抗核周因子抗体(APF)、抗 CCP 抗体等,它们都是用于类风湿性关节炎早期诊断的自身抗体,可以辅助 RF,提高疾病的早期确诊率,改善预后。

6. 抗核抗体谱

多次或多个实验室检查抗核抗体(ANA)为阳性的病人要考虑结缔组织病的可能性。此外,正常老年人或其他非结缔组织病的病人血清中也可能存在低滴度的 ANA。ANA 分成抗 DNA、抗组蛋白、抗非组蛋白和抗核仁抗体、抗其他细胞成分抗体五大类。抗

DNA 抗体,特别是抗 dsDNA 抗体是系统性红斑狼疮的特异性诊断抗体,而且对于狼疮肾炎有很强的诊断价值。抗组蛋白抗体阳性的红斑狼疮病人多考虑药物性狼疮的可能。抗核仁抗体阳性多见于系统性硬化症的病人。抗 ENA 抗体谱中的抗 Sm 抗体可以用于系统性红斑狼疮的诊断,且特异性很强。抗 SSA、SSB 抗体是两种用于干燥综合征病人诊断的自身抗体。抗 RNP 抗体可用于混合性结缔组织病的诊断。抗 Jo-1 抗体阳性可以帮助诊断多肌炎或皮肌炎,而抗 Scl-70 抗体可用于系统性硬化症的诊断。

　　抗中性粒细胞胞质抗体(ANCA)对血管炎,尤其是韦格纳肉芽肿的诊断和活动性判定有帮助。抗磷脂抗体与血小板减少、动静脉血栓、习惯性自发性流产有关。

第三节　解读基因检测与精准医疗

一、精准医疗的内涵

　　一是通过基因测序技术以实现精准诊断。以肿瘤为例,每个肿瘤都有自己的基因图谱。精准医疗就是要借助基因测序技术,准确找到每一位病人的基因变异信息,从而选择恰如其分的治疗方式。肿瘤领域的基因测序是精准医疗最重要的组成部分,其应用将覆盖肿瘤的易感基因检测、早期筛查、疾病确诊、个性化用药指导、随诊与疗效评价等众多治疗环节。

　　事实上,中国的基因测序产业近年来呈现爆发式增长,已经涌现了华大基因、达安基因、博奥生物、贝瑞和康、安诺优达、普世华康等一大批基因测序公司。这些公司在无创产检、癌症基因测序、肿瘤早期诊断、胚胎植入前筛查、罕见病筛查、微生物测序领域取得了一系列成果。但是,有一点必须明确,那就是精准医疗不等同于基因测序。基因检测规范化才是真正的出路。

　　二是通过靶向用药以实现精准治疗。传统医疗对待病人都是对症下药,千篇一律;精准医疗则以大数据分析结果为依据,将病人的内在基因和外在环境结合在一起,为其定制个性化的治疗方案,实现真正意义上的靶向用药。以肿瘤为例,传统的肿瘤治疗主要有手术、放疗及化疗三种方式,治疗过程往往既折磨病人的身体又折磨病人的心理;精准治疗则可以依靠基因测序等技术,有效识别肿瘤细胞与正常细胞之间的界限,有针对性地杀死肿瘤细胞,而对正常细胞的危害降到最低点。另外,既能通过检测肿瘤的药物靶点,实现分子靶向用药,提高用药的效率;又能通过临床肿瘤基因组学的研究,发现不同病人对同种药物治疗的个体差异性,并予以差异化用药,提高药物治疗的安全性和疗效。

　　三是通过大数据实现精准预防。大数据依据来源可分为生物大数据、临床大数据和健康大数据三类。生物大数据是有关生物标本和基因测序信息的大数据,其中的组学大数据能将碎片化的遗传学、生物化学等基础研究系统化,具有数据容量大、动态性强、复杂性高等特点。临床大数据是源于医院常规临床诊治、科研和管理过程中产生的数据,包括门急诊记录、住院记录、影像记录、实验室记录、用药记录、手术记录、随访记录和医疗保险数据,具有数据量庞大、产生速度快、数据结构复杂、价值密度低等典型大数据特征。健康大数据则是大样本人群的医学研究或疾病监测,如全国性的营养调查和健康调查、出生缺陷监测、传染病及肿瘤、糖尿病、高血压、胸痛、卒中、房颤、心衰登记报告等数据。

二、早期预防

　　早期预防的关键在于及时发现和管理高风险人群,扩大公共卫生服务的项目和覆盖人群,加强慢性病高风险人群的检出和管理。除血压、血糖、血脂偏高和吸烟、酗酒、肥胖、超重等传统风险筛查外,易感基因检测已成为特异性筛选高风险人群的重要手段。

　　慢性病包括恶性肿瘤、心脑血管疾病、慢性肺部疾病、精神疾病、糖尿病等,是遗传、生理、环境和行为因素综合作用的结果。不仅肿瘤存在家族遗传性,心血管疾病、糖尿病等也有明确的家族遗传倾向。父母均患高血压,其子女发病率达 50%;父母血压正常,子女发病率仅为 3%;父母都有糖尿病,其子女患糖尿病的机会是普通人的15~20 倍。

上述结果均表明,慢性病的发病确实与基因有关。疾病易感基因检测能够明确人体对某种疾病是否有易感性。当携带疾病易感基因的人接触到不良环境或长期处于不良生活方式中,他们发生疾病的可能性比不携带缺陷基因的人要高出几倍甚至上千倍。

在肿瘤筛查方面,基因检测的应用越来越广泛。例如,BRCA1/2 突变检测用于乳腺癌、卵巢癌的风险筛查;KRAS/EGFR 突变检测用于肺癌筛查等。在糖尿病病人中,约有 1% 的糖尿病为成年发病型糖尿病(MODY)。它是一种家族遗传的由单基因突变导致的糖尿病,被称为单基因糖尿病。目前有超过 20 个基因被发现与单基因糖尿病有关,最常见的致病基因为 HNF1A 基因和 GCK 基因。另外,流行病学研究显示,2 型糖尿病的遗传方式符合多基因病遗传模式,已知的易感基因包括 TCF7L2、SLC30A8、HHEX、PPARG、KC-NJ11、FTO 等。

纳入《单基因遗传性心血管疾病基因诊断指南》的单基因遗传性心血管病,包括肥厚型心肌病、扩张型心肌病、代谢性心肌病等心肌病,长 QT 综合征、Brugada 综合征等心脏离子通道病,以及遗传性主动脉疾病、家族性高胆固醇血症等。尽管大多数单基因遗传心血管疾病的发病率不高,但有些疾病如肥厚型心肌病(HCM)的发病率达到 1/500,又呈家族性聚集,其影响不可忽视。HCM 主要为常染色体显性遗传,现已报道有近 30 种基因与 HCM 发病相关,其中10 种为明确致病基因,分别编码粗肌丝、细肌丝和 Z 盘结构蛋白等。

其他心血管疾病(高血压、卒中、房颤、心源性猝死等)通常与多基因相关,所涉及的易感基因包括肾素—血管紧张素—醛固酮系统、交感神经系统、内皮素、利钠肽,以及脂质代谢、载脂蛋白、离子通道或转运体等,如血管紧张素(AGT)基因、血管紧张素转化酶(ACE)基因、血管紧张素Ⅱ-Ⅰ型受体(ATⅠ)基因、内皮素 2(ET-2)基因、内皮型—氧化氮合成酶(eNOS)基因、心钠素家族基因(ANP 和 NPRC)等。

慢性病的预防和控制,关键在于预知疾病,即知道疾病的发病倾向。对家族聚集性慢性病,通过基因检测不仅有助于遗传性慢性病病人及其子女的早期诊断和鉴别诊断,还对预后风险管理、治疗策略的确定以及优生优育具有重要的指导作用。

通过筛选高危人群,可进行慢性病的精准个性化管理,实现疾病的早检测、早发现和早治疗。通过易感基因检测结果,可以从遗传的角度判定疾病的易感性,预知身体罹患某些重大疾病的风险,并对受检者进行常见疾病的风险预警,给出科学合理的健康管理方案和建议,从而使病人及其家属有针对性地主动改善生活习惯,预防、延缓甚至避免重大疾病的发生。

三、临床干预

慢性病致病因素的复杂性决定了慢性病防治策略与措施的选择。在慢性病的管理中,精准诊断是重要的一环。不同的疾病分型,其干预措施及管理也不尽相同。以 MODY 糖尿病为例,约 2/3 的病人不需要使用降糖药物,仅仅饮食和运动干预就能将血糖控制在比较满意的程度。同时,基因检测可对 MODY 糖尿病进行准确分型,用于后续的用药和干预指导。

尽管有 58% 的病人为降低血清胆固醇服用昂贵的、副作用明显的他汀类药物,但其中只有 38.7% 的家族性高胆固醇血症病人的血清低密度脂蛋白胆固醇浓度达到预期治疗水平。这说明这类病人并没有接受到个性化的诊断和治疗。

对高血压病人而言,原发性高血压需要长期服药,而对于继发性高血压,针对引起高血压的疾病进行治疗干预,血压就可以降低。随着质谱等新型技术在临床检测中的应用,继发性高血压的检测准确度和广度均获得较大的提高。

　　根据相关的专家共识,推荐采用质谱方法取代传统的儿茶酚胺检测方法来检测儿茶酚胺代谢物(NMN、MN),检测的灵敏度和特异性可获得很大的提高。采用质谱技术检测血清中的皮质激素,不仅可以进行原醛症的筛查,同时检测方法可覆盖皮质激素异常所导致的其他继发性高血压,如先天性肾上腺增生(CAH)、原发性皮质醇抵抗、表观盐皮质激素过多综合征、Liddle综合征和脱氧皮质酮激发的肿瘤等。上述检测方法的推广有利于继发性高血压的筛查,从而采用针对性的治疗手段。

　　临床医生的用药所遵循的原则是共识和指南,但共识和指南针对的是群体,而个体差异是很大的。所以,病人用药而没有疗效的情况时有发生。随着病人用药的日趋多样化,药物所导致的并发症日益增多,所带来的社会及家庭负担也日益严重。

　　世界卫生组织统计资料显示,“全世界死亡的病人中,约有 1/3死于用药不当”。我国不合理用药的人群约占全部用药者的 20%。目前,我国每年因药物不良反应而住院治疗的病人多达 250 万人,每年约有 19.2 万人死于药品不良反应。慢性病治疗通常需要长期用药,因此用药的有效性和安全性至关重要。

　　药物基因组学已成为指导临床个体化用药、评估严重药物不良反应发生风险、指导新药研发和评价新药的重要工具。截至 2016年,美国 FDA 已经标注了 199 种药物不良反应与基因之间的关系。个体化不仅可以提高疗效,而且可以缩短疗程,减少药物毒副作用,节省后续的医疗成本,减轻病人的经济负担,对慢性病管理具有重要的意义。

　　靶基因即药物对应的目标基因,与药物结合后具有表达相应功能的作用,决定了药物的敏感性和特异性。药物代谢基因是指那些与药物在体内代谢、转运相关的基因,这些基因决定了药物服用后在体内的浓度水平。

　　靶基因检测已广泛应用于肿瘤靶向药物临床用药的指导。对慢性病而言,药物基因检测同样具有重要的意义。硝酸甘油是治疗心绞痛、冠心病的常用药物,也是家庭常备药。但部分人服用该药后起效慢、疗效差,不但达不到急救的效果,反而会增加不良事件风险。研究表明,此类人群与硝酸甘油代谢相关基因 ALDH2 的突变密切相关。通过检测 ALDH2,可以评估病人是否适合服用硝酸甘油,避免因药物无效而引发不良事件。

目前的五大类降压药,包括血管紧张素转换酶抑制剂(ACEI)、血管紧张素受体拮抗剂(ARB)、β-受体阻滞剂、钙通道阻滞剂(CCB)和利尿剂,以及由上述药物组成的固定配比的复方制剂。

研究表明,ARB 类药物的敏感性与 CYP2C9 基因有关。CYP2C9 是该类药物的重要代谢酶基因,而携带 CYP2C9 * 3 等位基因突变的个体服用 ARB 后,药物的代谢率降低,其降压作用下降,需适当增加用药剂量以增强降压疗效。

与此类似,β-受体阻滞剂的敏感性与 ADRB1 1165 G>C 的基因多态性有关,代谢主要与 CYP2D6 的基因多态性有关。利尿剂的敏感性主要与 NPPA T2238C 的基因多态性有关。钙通道阻滞剂的敏感性与 NPPA T2238C 的基因多态性有关,该类药物的代谢主要与 CYP3A5 的基因多态性相关。ACEI 的疗效与 ACE 基因的多态性密切相关。

我国高血压人群庞大,而高血压控制率却很低。高血压个体化用药基因检测通过对药物敏感性及代谢能力相关基因位点进行检测,从而指导病人进行个体化用药,可以提升高血压的控制率,降低药物不良反应以及并发症的发生。

药物基因组学具有广泛的应用前景,还被用于华法林、氯吡格雷、他汀类药物、FK506、别嘌醇等药物的用药指导。

随着医学分子生物学的发展,对基因、蛋白、代谢的研究不断深入,使疾病的早期预测、预防和个体化精准医疗成为可能。全新的分子检测技术在慢性病管理中显示出了独有的优势和潜力。然而,目前这些新技术、新方法在慢性病管理方面应用程度较低,同时社会的认知度也不高,在慢性病管理中的应用尚处于起步阶段。我们相信,随着医学分子生物学的发展,新技术将不断涌现,通过对疾病的早期发现和早期识别,做到对疾病的精准干预,将大幅度降低疾病的发病率、提高疾病的治愈率,从而降低疾病的社会和经济负担,并实现慢性病的规范管理。

当前,精准医学的迅猛发展态势尚不能说明现代医学已到达顶峰,全面实现精准医学还任重而道远,正所谓"前途是光明的,道路是曲折的"。有道是:"利剑本为百兵君,是非成败费思寻。庸王拥刃多端恶,明帝执掌定乾坤。"如何合理使用精准医学这把剑,更值得我们深思。

第三章　解读组织增生与病变

第一节　息肉与肿块

生长在人体黏膜表面上的赘生物统称为息肉,属于良性肿瘤的一种。那些生长在皮下的囊肿或脂肪瘤、肌肉间的肌瘤、甲状腺的结节等,也可表现为体表的隆起,但不属于息肉范畴,一般没有明显症状,也不需要治疗。息肉一般按出现的部位予以命名,如长在声带上的称"声带息肉",出现在胃壁上的叫"胃息肉"。若某一部位有两个以上的息肉,则称为"多发性息肉"。

肿块一般是指机体内凸起的非正常组织结构,可为圆形、类圆形或其他形状的块状物。如炎性包块、血肿、肿瘤、淋巴结肿大等肿块,在影像学检查中常被描述为占位性病变。肿块可分为良性或恶性,病理活检可以确诊。良性的肿块大多数表面光滑、形状规则、边界清晰、柔软有韧性。恶性的肿块大多数表面凹凸不平、边界不清晰、质地较硬、活动度差。

一、颅内肿块

颅内肿块有十大早期症状,应进一步做头颅 CT 或 MRI 检查等予以明确:

(1)头痛:性质多较剧烈,常在清晨发作,有时在睡眠中被痛醒,但起床轻度活动后头痛就会逐渐缓解或消失。

(2)呕吐:颅内压力增高所致,呕吐多在头痛之后出现,呈喷射状。

（3）视力障碍：颅内压增高时会使眼球静脉血回流不畅，导致淤血水肿，损伤眼底视网膜的视觉细胞，导致视力下降。

（4）精神异常：大脑前部额叶的脑瘤可引起兴奋、躁动、忧郁、压抑、遗忘、虚构、癫痫等表现。

（5）单侧肢体感觉异常：脑半球中部的顶叶肿瘤常会导致单侧肢体痛、温、震动、形体辨别觉减退或消失。

（6）幻嗅：颞叶部肿瘤可出现幻嗅，即可闻到某种并不存在的气味，如烧焦饭或焦橡胶等。

（7）偏瘫或跟跄步态：小脑部位的病变常在头痛、呕吐、视物障碍之后，出现偏瘫或跟跄的醉酒步态。

（8）耳鸣、耳聋：多在打电话时发觉，即一耳能听到，另一耳则听不到。该表现多是听神经瘤的先兆。

（9）巨人症：多见于脑垂体瘤。表现为躯体生长迅速，出现肢端肥大症（大下巴、大鼻子、口唇、舌头均肥大、手足异常粗大）。

（10）幼儿生长发育停止：常见于颅咽管瘤。临床表现为身高与同龄人相比明显矮小，性征亦停止发育，腹部脂肪堆积，呈"少年发福"状。

颅内肿瘤有几十种。胶质细胞瘤占 45%，居脑瘤之首；脑膜瘤占 15%左右；垂体腺瘤约为 15%～20%，多位于垂体前叶；神经鞘瘤约占 10%；先天性肿瘤和其他少见瘤如脂肪瘤、淋巴瘤、黑色素瘤、颅内转移瘤各占 12%左右。除胶质细胞瘤之外，绝大多数颅内肿瘤为良性肿瘤。

垂体瘤常发生于青壮年时期，可影响生长发育、生育功能、学习和工作能力。有些垂体瘤病例单纯靠内分泌检测即可确诊。绝大多数垂体腺瘤都是良性的。治疗方法主要包括手术、药物及放射治疗三种。

一般来说，无论选择手术治疗还是放化疗，颅内肿瘤的复发率均极高，预后差。

颅内血肿是颅脑损伤中常见且严重的继发性病变。发生率约占闭合性颅脑损伤的 10% 和重型颅脑损伤的 40%～50%。分为三型：72 小时以内为急性型；3 日至 3 周以内为亚急性型；超过 3 周为慢性型。外伤后 CT 检查阴性者，24 小时后应复查 MRI。颅内小血肿可能自愈，大血肿且有症状者则应积极处理，包括降低颅内压、预防癫痫、控制精神症状和穿刺引流、开颅清除等。

二、颈部肿块

颈部肿块有四种情况：一是淋巴结炎症；二是桥本甲状腺炎；三是甲状腺恶性肿瘤；四是淋巴瘤，除了腹腔内淋巴结肿大外，还表现为颈部、腋下、腹股沟等处淋巴结肿大，多为无痛性、表面光滑、活动，扪之质韧、饱满、均匀，早期活动、孤立，晚期则融合粘连，不活动，或形成溃疡。非霍奇金淋巴瘤是一种恶性肿瘤，预后较差，而霍奇金淋巴瘤的预后较好，是可治愈肿瘤之一。

B 超、血常规、穿刺活检、甲状腺功能检查可以确诊。

三、皮下肿块

除淋巴结炎症所致外，皮下肿块主要见于皮脂腺囊肿、脂肪瘤，都属于皮肤的良性病变。皮脂腺囊肿大多是由于皮脂腺分泌油脂过于旺盛，没有及时清理，导致油脂堵塞腺口所致。一般没有疼痛感，如出现感染，能够挤出脓性分泌物，并表现出红肿、疼痛等症状。脂肪瘤多发于肩部、四肢近端、背部等部位，没有明显的红肿和疼痛症状。如果脂肪瘤比较小，一般不会对身体产生很大的影响，可以不进行特殊治疗。如果脂肪瘤比较大或影响病人的心理状态，可通过手术切除。

四、胸腔内肿块

肺、食道、纵隔、大血管、心脏等任何一个器官出了问题都可以出现肿块。最常见的肿块是胸内甲状腺肿块，其他有纵隔肿瘤、畸胎瘤、心包囊肿、脂肪瘤等。纵隔肿瘤是常见疾病,包括原发性肿瘤和转移性肿瘤。体积小的肿块可无明显临床症状,体积较大的肿瘤因其压迫或侵犯纵隔内的重要脏器而产生相应的临床症状;如压迫气管可有气促、干咳的症状;压迫食管可引起吞咽困难;压迫上腔静脉可导致面部、颈部和上胸部水肿及静脉怒张;压迫神经可有膈肌麻痹、声音嘶哑、肋间神经痛及交感神经受压征象。纵隔血肿和气肿有时是致命的,需引起高度重视。胸部 X 线检查、CT、MRI 等可以确诊。一般需要手术治疗。恶性肿瘤在术后还要进行必要的放疗和化疗。

五、腹部肿块

对于炎性包块,如急性炎性脾肿大、感染性阑尾脓肿、急性肠系膜淋巴结炎等,可以通过血液常规、粪便培养、包块细针穿刺术等检查予以确诊。但对于腹腔肿瘤性病变,需要结合肠胃镜、CT 或 MR检查、细胞学检查和病理活检等,查明病症类型、病理分期后,再考虑采取外科手术、放射治疗、药物治疗等方式进行综合性治疗。

肿块可以是生理性的,如充盈的膀胱、妊娠的子宫、干结的粪便等,但更多更重要的是病理性的。

(1)右上腹腹部肿块:①肝脏肿大:如肝炎、肝脓肿、肝脏肿瘤、肝囊肿等;②胆囊肿大:如急性胆囊炎、先天性胆总管囊肿、胆囊癌等;③肝曲部结肠癌。

(2)中上腹部肿块:①胃部肿块:如胃溃疡、胃癌、胃黏膜脱垂等;②胰腺肿块:如急性胰腺炎、胰腺囊肿、胰腺囊性腺瘤、胰腺癌等;③肝左叶肿大;④肠系膜与网膜肿块:如肠系膜淋巴结结核、肠系膜囊肿等;⑤小肠肿瘤:如小肠恶性淋巴瘤、小肠癌等;⑥腹主动脉瘤。

(3)左上腹部肿块:①脾脏肿大;②胰腺肿瘤与胰腺囊肿;③脾曲部结肠癌。

(4)左右腰部肿块:①肾脏肿块:如肾囊肿、肾积水、肾脏肿瘤等;②嗜铬细胞瘤及肾上腺其他肿瘤;③原发性腹膜后肿瘤。

(5)右下腹部肿块：①阑尾疾病：如阑尾周围脓肿、阑尾类癌、阑尾黏液囊肿等；②回盲部肿块：多见于回盲部结核、克罗恩病等；③大网膜扭转；④右侧卵巢肿瘤。

(6)中下腹部肿块：可见于膀胱肿瘤、膀胱憩室、子宫肿瘤。

(7)左下腹部肿块：可见于溃疡性结肠炎、乙状结肠癌、左侧卵巢囊肿等。

(8)广泛性与不定位性肿块：常见的病因有结核性腹膜炎、腹膜转移癌、肠套叠、肠梗阻、肠扭转等。

腹部肿块可由多种疾病引起，因此，应积极寻找引起包块的原发病。只有针对原发病治疗，包块才能缩小或消退。炎性包块应积极抗感染治疗，而肿瘤性包块应做细针穿刺术，行细胞学和病理学检查，一旦确诊应予以手术治疗或探查。

六、盆腔肿块

常见病因包括盆腔炎、盆腔肿瘤、外界损伤等，前三位的常见疾病为卵巢肿瘤、子宫内膜异位样囊肿和慢性盆腔炎性肿块。女性生殖器官的肿块，包括宫颈、子宫、输卵管及卵巢的肿块，性质多种多样，如良性肿块、恶性肿块、炎性肿块、包裹性积液等。其他器官系统的疾病，则包括肠道的肿块、肠系膜的肿块、膀胱的肿块等，后腹膜的肿块也是盆腔肿块的一种。

盆腔黏膜受到炎症的刺激会处于充血、水肿的状态，而且还会分泌出大量的浆性液体，长此以往可逐渐形成包裹性的炎性肿块，表现为盆腔肿块。针对这种情况，病人可以在医生的指导下使用抗生素类药物进行治疗；如果药物治疗效果不佳或肿块发生破裂，必要时可能还需切开排脓或进行保守性手术。

如果盆腔肿瘤的体积比较小，可以继续观察；但如果体积比较大，压迫到周围组织、引起明显不适，或有恶变的倾向，则需及时通过手术将其切除。应该注意的是盆腔原发性肿瘤起病隐匿，在确诊之前可间隔4～6个月甚至4～5年之久。所以对于盆腔肿块应积极检查，明确病因，早期治疗。

盆腔受到创伤或手术后止血不彻底，也可导致盆腔血肿。此时病人可以服用桂枝茯苓胶囊、益母草颗粒等中成药以促进血块快速吸收，必要时也可借助手术方式将血块引流出来。

同时，嘱病人食用清淡易消化食品，如赤小豆、绿豆、冬瓜、扁豆、马齿苋等，还有一些活血、理气、散结的食品，如山楂、桃仁、果丹皮、橘核、橘皮、玫瑰花、金橘等；适当补充蛋白质，如瘦猪肉、鸭、鹅和鹌鹑等，多吃高热量、高蛋白、易消化的食物，如黄豆、豌豆、花生、豆腐、豆浆、面筋、动物肝脏、鱼类、胡桃、甜瓜、燕麦等；急性盆腔炎病人应多饮水，给予半流质饮食，如米汤、藕粉、葡萄汁、苹果汁、汽水、酸梅汤等。

七、外阴肿块

外阴肿块可以是囊性，也可以是实性，分为很多种类型。如果为囊性，且伴有疼痛，则怀疑为前庭大腺脓肿或前庭大腺囊肿。如果为实性，则考虑外阴的良性或恶性肿瘤。良性肿瘤包括外阴乳头瘤、外阴纤维瘤、外阴汗腺瘤、外阴脂肪瘤等。如果出现了质硬的包块，则需要进行手术治疗，并由病理学检查结果进一步明确是何种类型的外阴肿瘤。

尖锐湿疣的发病率比较高，常由不洁的性生活所致，属于性传播疾病。在发病期间，大小阴唇或阴茎会出现肿胀或红色丘疹，肿块明显增大，还会引起局部刺痛和胀痛感，甚至会引起分泌物有异味或阴道流血的症状。如果单个疣体直径＜5mm、疣体团块直径＜10mm、疣体数目＜15个，可以外用药物治疗；如果疣体较大，则需外科切除。同时，嘱病人洁身自爱、避免婚外性行为；提倡使用避孕套；及时就诊治疗，性伴侣或配偶应同时去医院检查；病人的内裤、浴巾等单独使用，并注意消毒。

八、息肉

很多腔道的上皮或黏膜表面可长出赘生物,如肠息肉、子宫或宫颈息肉、喉息肉、鼻息肉、胆囊息肉、胃息肉、肛门息肉、声带息肉等。所有肿瘤性和非肿瘤性病变,在没有确定病理性质前统称为息肉。可分为单发性息肉和多发性息肉,多数属于良性病变,手术切除后多可痊愈。

1. 鼻息肉

鼻息肉属于良性增生性疾病,多见于成年人,常见症状为持续性鼻塞和鼻腔分泌物增多。在支气管哮喘、阿司匹林耐受不良、变应性真菌性鼻炎中,鼻息肉发病率可达 15% 以上。小息肉可以通过药物治疗控制生长,鼻腔冲洗是常用的辅助治疗方法;大息肉或有症状者多数需手术治疗,预后较好。鼻息肉有一定的复发倾向,因此需长期关注和恰当的护理及治疗。同时,嘱病人掌握擤鼻的正确方式,即堵住一侧鼻孔,轻轻地往外呼气,交替进行擤鼻;改正挤压、挖鼻孔等不良习惯。

2. 喉息肉

喉息肉主要见于声带区域,称为声带息肉,好发于一侧声带前、中 1/3 交界处边缘,多呈半透明、白色或粉红色,肿物表面光滑,有蒂或无蒂。病变多为单侧,也可为双侧。临床表现为声嘶、说话费力甚至失声,严重者可出现呼吸困难、喘鸣,甚至窒息。治疗以手术切除为主,辅以糖皮质激素治疗。同时,嘱病人减少说话,学习良好的发声习惯;清淡饮食,禁食辛辣、刺激性强的食物,以防加重对声带的不良刺激;禁烟、戒酒。

3. 胆囊息肉

胆囊息肉一般无症状,多在体检超声检查时发现。胆囊多发小息肉,多为良性病变,可随访观察,不必积极处理;而单发大息肉(>10mm)者需警惕恶变;有临床症状和恶变倾向的息肉则需手术治疗。同时,嘱病人多吃各种新鲜水果、蔬菜,吃低脂肪、低胆固醇食品,如香菇、木耳、芹菜、豆芽、海带、藕、鱼肉、鸡肉等;多吃干豆类及其制品,尽可能少食油,包括植物油和动物油,干果、坚果等油性食物均应该少吃;多吃富含维生素的食物,如绿色蔬菜、胡萝卜、西红柿、玉米等。

4. 胃息肉

胃息肉一般不会引起不适症状或体征,大多数不会发生癌变。检出率为 $1\%\sim6\%$。治疗主要包括内镜下摘除息肉和随访观察。同时,嘱病人改善生活方式,注意休息,作息规律,避免长时间剧烈运动;保持良好的饮食习惯,戒烟戒酒;有幽门螺杆菌感染和慢性胃炎的病人应积极治疗,并保持分餐制,就餐时使用公筷,餐具做好消毒处理。

5. 肠息肉

肠息肉的发生率随年龄增长而上升,男性多见。小肠息肉发生率远低于大肠,一般见于十二指肠。大肠息肉约占肠道息肉的80%,大多见于乙状结肠及直肠,单发多见。息肉大小形态相差明显,可能有蒂,也可能基底部较广而无蒂,明确病理性质后按部位直接冠以病理诊断名称,如结肠管状腺瘤、结肠炎性息肉等。成人肠息肉大多为腺瘤,腺瘤样息肉发生恶变的可能性与其体积大小、组织学类型和不典型增生的程度相关。腺瘤直径大于 2cm 者,约有半数癌变。如果在肠道广泛出现而数目多于 100 颗的息肉,并有特殊临床表现,称为息肉病。便血或排便习惯改变为常见症状。部分可自行消失,有恶变倾向时需及时切除。同时,嘱病人增加纤维素的摄取,减少油脂食物的摄取,饮食宜清淡、禁咸辣;食物以温热、细软、易消化为宜,可多吃粥类,以保护胃肠道黏膜;增加体育锻炼,肥胖者适当减重等;保持乐观,以良好的心态应对压力,劳逸结合,不要过度疲劳;戒烟限酒。

6. 宫颈息肉

宫颈息肉可能与雌激素水平过高、慢性炎症、宫颈感染等有关,极少发生恶变。发病率为 2%～5%,常见于多产、育龄期妇女。可能有同房后/接触性出血症状,根据有无症状分别给予保守、药物或手术治疗。息肉摘除术是主要的治疗方法,且摘除后一般不会复发。同时,嘱病人做好自身的卫生保健,积极治疗妇科炎症;在术后创面未完全恢复之前,禁止性生活、盆浴以及引导冲洗等行为,定期复查,直到痊愈。

7. 肛门息肉

肛门息肉多与慢性炎症刺激、遗传因素相关,可表现为便血、里急后重等症状。需要注意的是,息肉与痔是两种不同的疾病。内镜下摘除为主要治疗方式。同时,嘱病人低脂高纤维饮食,如韭菜、芹菜、地瓜等,多食新鲜水果,减少辛辣等刺激性食物的摄入;养成定期排便的习惯,排便时不要看报纸、听广播、玩手机,排便时间不宜过长;适当进行有氧运动,以控制体重、增强体质。

九、囊肿

囊肿病因复杂,与遗传、感染等因素有关。可发生于身体的各个部位,常见的有脑囊肿、肝囊肿、肾囊肿、卵巢囊肿、前列腺囊肿等。多为良性病变,一般无临床症状,增大后可出现压迫症状。生理性囊肿以及较小的病理性囊肿一般无须治疗,可自行消失,定期复查即可;较大的病理性囊肿可通过药物、手术治疗予以治疗。

1. 脑囊肿

脑囊肿属良性病变,轻者可无症状,重者可表现为发育迟缓、运动障碍、癫痫等。大多数脑囊肿大小是保持不变的,常见的治疗方法为保守治疗和手术治疗。同时,嘱病人合理膳食,摄入高纤维食物、新鲜蔬菜和水果,均衡营养;戒烟戒酒,因酒类可刺激多囊蛋白的活性,加速囊肿的生长;乐观积极,避免出现紧张焦虑等情绪;劳逸结合、注意休息。

2. 肝囊肿

肝囊肿多无明显症状,囊肿大时可有腹痛等症状。小而无症状者无须治疗,只需定期随访;部分有症状者需手术治疗,一般预后良好。同时,嘱病人注意饮食卫生、戒酒、补充优质蛋白质,常吃鸡蛋、鱼肉、豆制品等;不必太紧张,保持心情舒畅。

3. 肾囊肿

肾囊肿较常见于 50 岁以上的病人,男性较女性多见。按照囊肿数可分为单发肾囊肿、多发肾囊肿。肾囊肿一般没有症状;当囊肿增大、压迫周围组织并影响肾功能时,可出现腰腹不适或疼痛、腹部肿块、血尿等。较小的肾囊肿一般不需要处理,半年或一年复查一次 B 超即可;对于较大的肾囊肿($>4cm$)、生长迅速而出现囊肿压迫症状或明确与高血压相关时,应及时就医。同时,嘱病人控制高蛋白食品,忌过咸食物,特别是腌制类食物,如咸菜等;忌发酵性和含钾高的食物,忌酒精类饮料特别是白酒。

4. 卵巢囊肿

卵巢囊肿是一种常见的妇科疾病,发病率约为 $5\%\sim17\%$。可能与环境、饮食、感染、激素等因素有关。根据卵巢囊肿的形成是否与月经周期有关,分为生理性囊肿和病理性囊肿两大类。多数卵巢囊肿可自行消失。囊肿体积大者(直径$>5cm$)可能有下腹部不适、坠胀感,严重者可能会继发感染、囊肿破裂、蒂扭转。女性如出现下腹部突然剧烈疼痛,伴有恶心、呕吐,并出现皮肤湿冷、呼吸急促、头晕等休克症状时,应急诊救治。女性发病后容易出现明显的情绪和心理波动,而产生负面的心理状态。因此,家属应及时帮助病人疏导和宣泄情绪,使其保持良好的身心状态。同时,嘱病人充分休息,保证作息规律;不要过多吃咸辣的食物,不吃过冷、过热、过期、变质的食物等;多摄取粗纤维、高蛋白、高维生素和高热量食物;养成良好的生活习惯,不吸烟、不喝酒、不熬夜等;切勿滥用保健品、激素类药物,因为激素水平的改变和卵巢囊肿有一定的关系。

5. 前列腺囊肿

前列腺囊肿有先天的原因,也有后天的原因。无症状可不治疗;

有症状可采取腔镜手术、穿刺抽液或注入硬化剂等方法治疗。同时，嘱病人保持正常的生活规律，注意休息；多吃新鲜的水果、蔬菜及粗纤维食物；定期复诊，随时观察病情变化，有异常反应及时就诊；不宜服用所谓的"壮阳药"，因为"壮阳药"会造成前列腺充血而加重病情。

6. 乳腺囊肿

乳腺囊肿以 35～50 岁为高发年龄，多为良性病变，若无症状可不必治疗。一般预后较好，部分可自行消退。嘱病人减轻胸部压力，佩戴合适的胸罩，避免压迫乳房；可进行冷、热敷，促进血液循环，以缓解乳房胀痛；避免咖啡因的摄入；保持乳房局部的清洁，避免外伤，哺乳期注意避免乳汁淤积；学会乳房的自我检查，有助于及时发现乳房的异常体征。

7. 腱鞘囊肿

腱鞘囊肿病因不明，可能与关节退行性病变及长期损伤有关。中青年女性多发，好发于腕背侧。首选保守治疗，有将近一半的病人可自愈；病情进展时建议手术，但有一定的复发率。同时，嘱病人在运动前热身，保护好关节部位，活动中避免硬性碰撞；如果出现扭伤、损伤等，应及时处理；在活动过程中，可以佩戴护具，有助于缓解不适；避免长期使用电脑，注意正确的鼠标使用姿势；适当休息，避免劳累。

8. 心包囊肿

心包囊肿在临床上较为少见，常无自觉症状，大多为查体时偶然发现。仅少数病人有胸部不适症状，如胸痛、胸闷或胸部胀满。而出现症状的心包囊肿病人手术治愈率高，术后无明显并发症，预后良好。

第二节　结节与结石

结节是一种客观的描述，比如皮肤会有结节，肺也会有结节。另外,良恶性肿瘤、肉芽肿、感染性包块都可以结节的形式表现出来。临床上,结节是指肿块或影像学表现实体阴影直径小于 3cm 的病变,多见于甲状腺、肺、乳腺、肝脏、胰腺、肾脏等实质性器官的内部或表面。体检查出结节,最重要的是明确结节的性质。比较表浅的结节可以通过切除活检或穿刺活检予以明确;部分结节还可以通过内镜或穿刺进行活检。如果良性,没有恶变倾向,对周围组织器官也没有压迫,可以继续观察;如果结节高度怀疑为恶性,并且引起了压迫症状,有必要进行手术干预。

　　结石常见于体内器官空腔或导管腔中,临床上肾结石、胆结石、膀胱结石、输尿管结石等多见,常表现为腹部绞痛、恶心呕吐,因其所在位置的不同而出现不同的伴随症状。结石的治疗主要包括内科药物治疗、手术治疗两个方面。在病情非紧急的情况下可选择保守治疗,情况紧急或出现并发症时需要手术治疗。总体来说,目前医患对结节太过重视,良性结节的手术率比较高。

一、甲状腺结节

　　甲状腺结节很常见,5%～7%可通过触诊检出;B 超是主要的检查手段,检出率为 20%～76%。结节类型有良恶性之分,良性占大多数,也不会引起任何症状,但大者可影响外观或挤压周围组织(如气管、血管等)引起压迫症状。在临床中,甲状腺结节进展为甲状腺癌的情况较少见。

　　甲状腺结节可以是一个,也可以是多个,结节的质地可能是实性的(结节内部为固体组织),也可能是囊性的(结节内部充盈着液体),通过 B 超、CT、MRI 和正电子发射计算机断层显像(PET-CT)可以判断其大小和类型。根据结节对放射性核素的摄取能力不同,分为"热结节"和"冷结节"。"热结节"是具有内分泌功能的自主性甲状腺结节,多为良性;"冷结节"则无内分泌功能,有癌变的可能。

　　甲状腺结节在各个年龄的人群中均可见到。女性多于男性,男女之比约 1 : 4。依个体情况确定治疗方案,大部分仅需随访。目前最常用且最可靠的方法是在超声图像引导下的甲状腺细针穿刺活检。如果结节是恶性的,大多数情况下需要手术切除;如果是良性的,一般小于 4cm 者都可以先观察,如影响呼吸、吞咽功能,才建议手术治疗。即使是恶性结节,如果未侵袭淋巴结、造成转移,早期切除且遵医嘱长期服药,一般不会出现生命危险,95%的病人通常可以存活数十年甚至终老。

　　同时,嘱病人保持情绪平稳,遵照医生的建议进行日常起居,不要过分焦虑紧张;饮食上要合理地摄入碘;劳逸结合,不要熬夜、抽烟,不要长时间用手机;避免暴露在放射源和辐射源下,在家中尽量少用电磁炉和微波炉;监测心跳和脉搏的变化,密切关注基础代谢的变化,并定期检测甲状腺激素水平。

二、肺结节

　　肺部小结节或微小结节常无明显临床症状,多由体检发现。病因复杂,有良恶性之分,良性居多。良性病变包括肺结核球、肺曲菌病、细菌性肺脓肿、肺炎性假瘤、纤维瘤、肺错构瘤、肺良性畸胎瘤等;恶性病变包括肺癌、转移性恶性肿瘤(常来自乳腺癌、肝癌、结肠癌)等。

　　按数量可分为孤立性和多发性肺结节。按病灶大小分类:微小结节直径<5mm;小结节直径为 5~10mm;肺结节直径≤30mm。如果是恶性结节,多具有侵袭性,可出现咯血、刺激性咳嗽和胸痛等症状,也可继发呼吸道感染,晚期还可出现体重减轻,甚至因营养不良导致恶病质等。

　　对于高危人群,CT 检查非常重要,明确结节的性质则多依靠病理活检。良性者应定期复查,恶性者须尽快手术。同时,嘱吸烟者戒烟,非吸烟者避免被动吸烟;尽量避免接触粉尘,远离雾霾;中重度污染时,出门须戴口罩,室内可使用净化器;适度锻炼身体,提高免疫力;少吃甜食,避免进食已经发霉的食物,如发霉的花生、玉米等,以及肥肉、油煎食品;多吃新鲜水果、蔬菜等富含维生素的食物,补充蛋白质,如牛奶、鸡蛋、瘦肉,以提高自身的免疫力。

三、乳腺结节

乳腺结节多为良性病变,少数为恶性病变。乳腺结节也有可能是正常腺体,不是所有人的乳腺结节都可触及。年轻女性中最常见的乳腺结节为纤维腺瘤,占乳腺门诊病人的7%~13%。

乳腺影像报告和数据系统(简称 BI-RADS)对乳腺病变良恶性程度与风险进行评估,分为 0~6 类。

0 类:单一的影像学检查不能评价其性质或有无病变,需要结合其他影像学检查。

1 类:检查结果呈阴性,未发现异常病变。

2 类:基本上可以排除恶性病变,可 6~12 个月随诊。

3 类:良性病变可能性大,恶性可能性<2%,可 3~6 个月复查。

4 类:恶性可能性 2%~95%,需穿刺或切除活检,此级可进一步分为三级:4A:恶性可能性 2%~10%;4B:恶性可能性 10%~50%;4C:恶性可能性 50%~94%。

5 类:具备典型的恶性征象,高度可能为恶性,可能性≥95%。

6 类:活检病理已证实为恶性,再做影像检查即为此类。

部分结节伴有周期性胀痛或触痛,于月经前期发生或加重,月经来潮后减轻或消失。恶性病变常为单侧单发性结节,边界不清、质硬、活动度差、常与皮肤粘连、生长较快、无明显痛感,部分结节伴有乳头溢液、乳头凹陷等。一般大于 2cm 的结节,医生触诊可以初步给出良恶性的诊断。常用的检查是乳腺超声、乳腺 X 线检查、MRI等。若为 BI-RADS 1~3 类,多考虑良性病变,考虑予以定期随诊观察;对于 BI-RADS 4 类乳腺结节,为排除恶性病变,可行空心针穿刺活检或切除活检进行组织学诊断,以确定结节性质。而对于不可触及的结节,可在影像引导下定位进行诊断。

大多数良性结节若没有迅速生长和恶变倾向,不需要手术。恶性结节则需要进行包括手术在内的多学科治疗。目前提倡尽量保乳手术,早期诊断对治疗及预后十分重要。同时,嘱病人尽量使体重控制在正常范围(即体重指数为 $18.5 \sim 23.9 kg/m^2$),对于已经超重和肥胖的乳腺癌病人来说,推荐降低膳食能量摄入,并接受个体化的运动减重指导;多吃蔬菜水果、全谷物,少吃精制谷物、红肉和加工肉、甜点、高脂牛奶和油炸食品;慎用含大量雌激素的保健品;母乳喂养对孩子和母亲均有益,哺乳 12 个月以上可以明显降低乳腺癌的发病风险;戒烟禁酒,禁二手烟吸入;定期进行乳房自我检查,实时了解乳房动态变化,如果乳房出现异常迹象,应及时就诊;对于有乳腺癌家族史或乳腺癌基因突变的高危女性,可进行预防性药物治疗(雌激素受体调节剂、芳香化酶抑制剂等)或手术治疗(预防性乳房切除术、预防性卵巢切除术等)。

四、肝脏结节

肝脏结节为各种因素导致的肝脏纤维组织增生,常由乙型病毒性肝炎和肝硬化所致。病人肝脏一旦出现了结节,就说明肝脏已经开始纤维化了。肝脏结节分为肝结节状再生性增生、肝局灶性结节状增生、肝部分结节样变、肝硬化、肝腺瘤。本病一般无恶变倾向,密切观察其变化即可;病灶较大者可有破裂出血的危险。如病灶增大或与肝细胞癌不能鉴别时,可行手术切除。若有手术禁忌证或无法切除者,可行动脉栓塞治疗。

五、胰腺结节

胰腺结节分为多种类型,不同类型的治疗策略不同。囊性结节包括浆液性囊腺瘤和黏液性囊腺瘤,需要通过 B 超、CT、MRI 等检查评估结节的位置和大小。若囊性结节较大(直径＞5cm),且囊内有小的乳头分级或囊内局部囊壁增厚,伴有肿瘤标志物升高,通常需进行外科手术治疗。若影像学报告提示是黏液性囊腺瘤,需要更加重视,因为黏液性囊腺瘤具有潜在恶变的风险。囊实性结节多见于神经内分泌的肿瘤和实性假乳头状肿瘤,都具有潜在的低度恶性风险,需立即就医,必要时进行手术治疗。

六、前列腺结节

前列腺结节是指前列腺内部的结节性病变,通常质地较硬,可以通过前列腺 B 超协助诊断。前列腺增生多见于 40 岁以上的中年男性,可出现排尿困难、尿频、尿急等症状。

前列腺炎在慢慢消退的过程中,可能出现前列腺内部结节,炎症消退后结节多不消失。前列腺癌早期多无症状,随着病情进展,可能出现周围转移,出现局部疼痛、血尿等,需要完善前列腺表面抗原、MRI 等检查,及时进行治疗。前列腺囊肿、前列腺脓肿等也会表现为前列腺结节,需要仔细检查以明确诊断。直肠指诊是一种简易而又有很高实用价值的检查方法,可触摸到肥大的前列腺和直肠腔内的占位性病变。前列腺良性结节可以考虑定期复查,半年到一年左右检查一次;恶性结节须及早手术,术后根据情况进行必要的辅助治疗。

七、胆囊结石

胆囊结石主要见于成人,女性多于男性,40 岁后发病率随年龄增长而升高。习惯久坐而缺乏运动、肥胖、妊娠、高脂饮食、糖尿病、高脂血症、肝硬化、营养缺乏等因素都可引起胆囊结石。我国西北地区的胆囊结石发病率相对较高,可能与饮食习惯有关。

大多数病人无症状,仅在体检时发现,称为静止性胆囊结石。部分胆囊结石病人的典型症状为胆绞痛,表现为急性或慢性胆囊炎。首次胆绞痛出现后,约 70% 的病人一年内会复发。首选 B 超检查,另有 10%～15% 的胆囊结石含有钙,腹部 X 线能确诊。另外,CT、MRI 也可显示胆囊结石,但不作为常规检查。

下列情况应考虑行单孔腹腔镜胆囊切除:

(1)数量多且结石直径≥2～3cm。

(2)合并需要开腹的手术。

(3)伴有胆囊息肉＞1cm。

(4)胆囊壁增厚(＞3mm)。

(5)胆囊壁钙化或瓷性胆囊。

(6)儿童胆囊结石。

(7)合并糖尿病。

(8)有心肺功能障碍。

(9)边远或交通不发达地区、野外工作人员。

(10)发现胆囊结石 10 年以上。

(11)胆囊癌。

同时,嘱病人按时吃早餐,避免过饱饮食;低脂肪、低胆固醇饮食;避免饮酒和刺激性食物;多吃富含维生素 A 的食物,如菠菜、竹笋、南瓜、莲藕、番茄、胡萝卜等;如需减肥,应量力而行、循序渐进,不可不吃不喝,以每周减重 0.5～1kg 为宜。

八、胆管结石

胆管结石是我国常见的胆道疾病,肝内、外胆管结石约占所有胆石症的 38%。常为急性发作,有时比较凶险,有引发肝功能损害、胆源性胰腺炎、胆源性肝脓肿、胆汁性肝硬化、全身感染的风险。胆管结石的症状取决于有无胆道感染,病情轻者可无任何不适;最常见的症状是上腹部疼痛或上腹部隐痛;病情严重者,还可出现寒战、高热、黄疸等症状。

除 B 超、CT 和 MRI 检查外,经内镜逆行胰胆管造影(ERCP)、经皮肝穿刺胆管造影(PTC)均为有创性检查,对肝胆管结石的诊断和治疗具有重要价值,可以清楚地显示结石部位、胆管狭窄及扩张情况。

肝内胆管结石以手术治疗为主,经积极治疗后,存在一定的复发率,但大多数预后较好。同时,嘱病人注意饮食习惯,避免不洁饮食,避免暴饮暴食及过度节食;避免高脂、高胆固醇饮食;多食用水果、蔬菜等纤维素含量高的食物。

九、胰管结石

胰管结石与长期酗酒、慢性胰腺炎、吸烟、营养不良、甲状旁腺功能亢进、胆道系统疾病(结石和蛔虫感染)以及遗传免疫等因素有关。临床主要表现为上腹部持续性胀痛或绞痛,并向背部放射;可伴发营养不良、脂肪性腹泻、高血糖、黄疸、腹部包块等。诊断主要依靠影像学检查,其中 CT 检查的诊断敏感性最高,可发现 1cm 以内的结石。另外,需要通过血液检查、尿液检查、腹部 X 线和 B 超等辅助检查。磁共振胆胰管造影(MRCP)、经内镜逆行性胰胆管造影术(ERCP)、超声内镜等不仅可诊断,也可作为治疗的辅助手段。主要治疗方法为内镜下或直视下手术取石。同时,嘱病人多吃富含维生素的食物,如新鲜的蔬菜和水果、牛奶、酸奶、糙米等;低脂肪、低胆固醇饮食,严格控制动物脂肪的摄入;多吃富含蛋白质的食物,如鱼类、蛋类、肉类等,适当补充营养,增强身体抵抗力;高纤维饮食,保持大便通畅,避免便秘;严格禁烟、禁酒,因酒精易损伤胰腺,还可刺激胰液分泌,造成胰管内压力过高而引发胰腺炎。

十、肾结石

肾结石为泌尿系统的常见病、多发病,男性多于女性,多发生于青壮年;左、右侧的发病率无明显差异;90%的肾结石含有钙,其中草酸钙结石最常见。肾结石很少由单纯一种晶体组成,大多为两种或两种以上,而以一种为主体。肾结石按部位可分为肾盂结石、肾盏结石、肾实质结石。肾盂结石最常见,而肾实质结石罕见。

年龄、性别、种族、遗传、环境因素、饮食习惯和职业均与结石的形成相关。甲状旁腺功能亢进、高血糖、高尿酸、长期卧床、维生素 B_6 缺乏、缺镁饮食、尿路梗阻和感染、药物因素是结石形成的常见病因。

表面光滑的小结石,能随尿液排出而不引起明显症状。当结石固定在肾盂、下肾盏内且无感染发生时,也可以无任何症状。大多数肾结石病人没有症状,40％～75％的肾结石病人可有不同程度的腰痛。结石较大时,移动度很小,表现为腰部酸胀不适,或在活动增加时有隐痛或钝痛。而较小结石可骤然发生腰腹部呈刀割样剧烈疼痛,呈阵发性。泌尿系统任何部位均可发生结石,但常始发于肾,输尿管结石几乎全部来自于肾脏。

如果疼痛不能被药物缓解或结石直径较大时,应考虑采取外科治疗措施。其中包括体外冲击波碎石(ESWL)治疗;输尿管内放置支架,还可以配合 ESWL 治疗;经输尿管镜碎石取石术;经皮肾镜碎石术;腹腔镜切开取石术等。同时,应避免高草酸饮食,限制菠菜、甜菜、番茄、果仁、可可、巧克力等食物的摄入;限制钙摄入,低盐饮食,吃低嘌呤饮食,避免吃动物内脏,少食鱼和咖啡等。

十一、输尿管结石

输尿管结石是由肾结石下降、排入输尿管所引起。男性发病率高于女性,20 岁之前发病较少,40～60 岁为高发年龄。生活在气候炎热干旱地区、饮水量少、肥胖的人,易发生此病。磺胺类药物、维生素 D、维生素 C 和皮质激素等药物也可引起肾结石,此类结石占所有结石的 1％～2％。病人常会出现腰腹部绞痛,可伴有血尿、发热、尿频尿急尿痛、突发无尿、恶心呕吐等症状。需要注意的是,输尿管结石并不都会引起明显的症状。有相当一部分病人出现输尿管结石后症状轻微,因此没有及时就诊,导致结石长时间嵌顿于输尿管内,引起严重的肾盂输尿管扩张积水,导致梗阻侧的肾功能损害。

任何首次诊断结石的病人,均应进行结石成分分析,以了解其可能存在的代谢异常或不良饮食习惯。

轻者可自行排石,重者需通过手术取石,但该病容易复发。由于大于 10mm 的输尿管结石自然排石率较低,因此不推荐自然排石或药物排石治疗,通常需要采用外科干预治疗,包括体外冲击波碎石术(ESWL)、输尿管镜碎石术(URS)、顺行经皮肾镜碎石术、腹腔镜取石术和开放手术。嘱病人大量饮水,日摄水量的标准是将日尿量保持在 2000mL 以上,至尿液清亮为宜;均衡营养,避免某一种营养成分的过度摄入,减少高嘌呤食物的摄入,例如动物内脏、猪肉、牛肉、羊肉、贝类、凤尾鱼、沙丁鱼、金枪鱼等;减少富含草酸食物的摄入,如菠菜、甜菜、茶、巧克力、草莓、麦麸和各种坚果(松子和核桃等);增加新鲜蔬菜水果的摄入,如柑橘;规律饮食和作息。

十二、膀胱结石

膀胱结石好发于 30~50 岁人群,在尿路结石中仅占 5%。经济不发达地区发病率高。在经济发达地区主要发生于老年男性,且多患有前列腺增生或尿道狭窄疾病;而在贫困地区则多见于儿童,女性少见。

肾脏、输尿管的结石进入膀胱,或尿液经常在膀胱中潴留无法排空,就很容易形成结石。大多数膀胱结石病人可以没有任何症状,但当结石阻碍尿液排出或刺激膀胱壁时症状较明显。

超声检查经济、简便、无创,可发现直径≥2mm 的膀胱结石,也可同时检查膀胱和前列腺,以寻找结石形成的诱因、发现并发症。膀胱镜是最直接、最可靠的检查方法,因有一定的侵入性,不作为常规检查项目。

小的结石可经尿道自行排出,较大结石、不能自行排出者可行膀胱内碎石术。碎石方法有体外冲击波碎石及液电冲击碎石、超声波碎石及碎石钳碎石。较大结石且无碎石设备者可行耻骨上膀胱切开取石术。而对合并有膀胱感染者,应同时积极治疗炎症。同时,嘱病人增加饮水量,每天 2500~4000mL,使日尿量保持在 2000mL 以上;少吃草酸含量高的食物,如菠菜、茶水、草莓、巧克力、甜菜、麦麸、松子、核桃、板栗等;每千克体重一天蛋白质摄入量不超过 1g;每天食盐摄入量不超过 5g;减少大剂量维生素 C(片剂)的摄入;可多吃柑橘类水果,多喝橙汁、柠檬水;体重指数应维持在正常范围,偏瘦更佳;积极治疗和控制其他伴发疾病,如尿路感染等。

十三、前列腺结石

病因不明,可能与前列腺炎、尿潴留等有关。多见于 50 岁以上的中老年人,常无明显症状,少数有尿频、尿痛、尿血的症状。多数不需治疗。嘱病人以清淡、低蛋白、低脂肪饮食为主,减少富含草酸、尿酸的食物摄入;增加体育运动,保证饮水量。

十四、其他结石

(1)牙石:沉积在牙齿表面已钙化的牙菌斑及软垢。可伴有牙龈出血、牙龈萎缩、口臭等症状。牙石形成后,刷牙不易除去,必须进行专业清洁。

(2)扁桃体结石:堆积在扁桃体凹陷处的无机盐硬块。大多数病人无明显症状,少数表现为口臭。一般无须治疗,少数需手术治疗,预后良好。

(3)耳石症:与头部运动变化相关的外周性眩晕疾病,头部位置变动时出现强烈眩晕或头晕。该病有自限性,部分病人无须治疗而可自行缓解,耳石复位是最有效的治疗方法。嘱病人感到头晕时应立即坐下;对于容易摔倒的病人,建议日常行走时使用拐杖辅助;注意预防因失去平衡而摔倒的情况发生。

(4)痛风石:是痛风的特征性临床表现,常见于耳廓、跖趾、指尖、掌指、肘等关节、跟腱、髌骨滑囊等处。因高尿酸血症导致关节出现红、肿、热、痛,甚至影响活动。各个年龄段均可发病,男性多见,是一个需要长期管理的疾病。应保持饮水量,每天 2000mL 以上,避免摄入酒精(特别是啤酒)、含糖饮料和豆制品,以及动物性高嘌呤食品,如动物内脏和海鲜。平时注意避免过度进食烟熏肉类,避免高盐(每天不超过 6g)、高脂肪(不超过 30g)饮食。痛风发作期间需注意休息,避免疲劳,防止剧烈运动或突然受凉。我国一项大数据统计显示,剧烈运动是男性和女性痛风病人发作的第三位诱因;突然受凉是女性痛风发作的第二位诱因,是男性痛风发作的第五位诱因。

第四章 解读老年人与青少年健康

　　我国的健康规划要求加强对儿童和青少年肥胖、心理行为发育异常、脊柱侧弯等风险因素和疾病的筛查、诊断和干预;我国儿童青少年总体近视率为 52.7%,要抓好近视防控;加强儿童心理健康教育和服务,强化儿童孤独症筛查和干预。同时,要求强化老年人的预防保健,关注和控制慢病,以提升老年人的医疗和康复护理服务水平。可以这样说,"一老一小"事关全民健康的大局。

　　《中国居民膳食指南(2022)》显示,我国 6～17 岁的儿童青少年超重肥胖率近 20%,18 岁以上成年人超重率 34.3%、肥胖率16.4%,6 岁以下儿童超重肥胖率超过 10%,农村超过了城市。数据显示,2002～2017 年,我国城市 16 岁男性身高平均增长 3.9cm,体重则涨了 7.4kg,"身高跑不过体重"。青少年肥胖人群日益庞大,其健康风险也有所增加。儿童时期肥胖会增加成年后罹患多种疾病的风险,包括冠心病、高血压、2 型糖尿病和关节炎等。

　　随着年龄的增长,老年人心、脑、肾等脏器的生理功能减退,代谢功能紊乱,免疫力下降,易患高血压、糖尿病、冠心病及肿瘤等各种慢性病。这些疾病的致残率及病死率极高,开展健康管理服务能早期发现疾病、早期开展治疗,可以预防疾病的发生发展,减少并发症,降低致残率及病死率。

第一节 老年人健康管理

　　目前,我国是老年人总数最多的国家,占世界老年人口的 1/5,

也是人口老龄化发展最快的国家之一。2020 年我国 60 岁以上人口已超过 2.8 亿,成为超老年型国家;预计 2050 年老年人口将达到4.4亿,约占我国人口的 1/4。而且,老年人的整体健康状况不容乐观。

一、老年人健康标准

1. 老年人身体健康的标准

(1)重要脏器的增龄性改变未导致功能异常;无重大疾病;相关高危因素控制在与其年龄相适应的达标范围内;具有一定的抗病能力。

(2)认知功能基本正常。

(3)日常生活基本正常,生活自理或基本自理。

(4)营养状况良好,体重适中,保持良好的生活方式。

2. 老年人心理健康的标准

(1)充分的安全感。

(2)充分地了解自己。

(3)生活目标切合实际。

(4)与外界环境保持接触。

(5)保持个性的完整与和谐。

(6)具有一定的学习能力。

(7)保持良好的人际关系。

(8)能适度地表达与控制自己的情绪。

(9)有限度地发挥自己的才能与兴趣爱好。

(10)在不违背社会道德规范的情况下,个人的基本需求应得到一定程度的满足。

世界卫生组织认为心理健康比躯体健康更重要,列出了心理老化的 16 个问题:

(1)是否变得很健忘?

(2)是否经常束手无策?

(3)是否总把心思集中在以自己为中心的事情上?

（4）是否喜欢谈起往事？

（5）是否总是爱发牢骚？

（6）是否对发生在眼前的事漠不关心？

（7）是否对亲人产生疏离感，甚至想独自生活？

（8）是否对接受新事物感到非常困难？

（9）是否对与自己有关的事过于敏感？

（10）是否不愿与人交往？

（11）是否觉得自己已经跟不上时代？

（12）是否常常很冲动？

（13）是否常会莫名其妙地伤感？

（14）是否觉得生活枯燥无味，没有意义？

（15）是否渐渐喜好收集不实用的东西？

（16）是否常常无缘无故地生气？

如果有 7 条以上是肯定的，那么心理老化的危机就到来了。

二、日常健康管理

衰老是人必经的生理过程，步入老年，身体器官、生理功能逐渐退化，这些退化可以通过预防和合理的治疗得到维持和改善，如合理膳食、适度运动、定期体检、预防心脑血管疾病、预防跌倒、监测血糖、合理用药等。

衰老与慢性炎症有关。定期进行中等强度的运动锻炼可以改善免疫力，并减少老年人的慢性炎症状态。

1. 生活方式

（1）劳动方式：以家务劳动、其他活动为主，即使有少数老年人继续为社会工作或再就业，也往往从事第三产业。

（2）消费方式：以吃、住、医疗保健为主要内容，随衰老程度的增加，劳务消费亦相应增加。

（3）交往方式：交往对象以家庭成员、亲友为主；交往范围主要依靠地缘关系；交往内容以互相慰藉、困难互助为主。

(4)闲暇生活方式:包括关心国家大事,积极参加社会活动的参与型;学习接受新知识、新技术的知识更新型;再就业的经济劳务型;追求文化方面,如琴棋书画、诗词歌赋、养花鸟等文化消遣型;追求吃喝、锻炼身体、玩耍娱乐的保养型。

(5)社会活动方式:主要是参与社会公共活动、社会工作和社会公益活动,具有服务性、群众性、相对暂时性、不固定性等特点。

2. 运动处方

要避免老年人有氧运动时的低血压和受伤;要注意正确呼吸的重要性,避免 Valsalva 呼吸造成的危害;应采取较短的活动节拍(3~5分钟×3~6 节/每次运动)和合适的强度(40%~60% 的 $VO_2max/HRmax$),"从低强度开始,慢慢地去增加"。

注意事项:

(1)做好准备活动和伸展运动。

(2)需要较长的准备活动和伸展运动。

(3)避免穿紧身衣服。

(4)穿合适的鞋子。

(5)老年痴呆病人可能需要进行重复的运动指导。

(6)应在熟悉的环境中运动。

康复医学建议:

(1)从较低的运动强度开始,用心率和自觉症状进行评估。

(2)运动处方的调整应强调增加运动时间而并非增加强度。

(3)运动处方的调整应强调频率、强度、时间和类型的渐进性递增。

3. 饮食注意事项

(1)饭菜要香:老年人味觉减退、食欲较差,吃东西常觉得缺滋少味,所以为老年人做饭菜要注意色香味俱全。

(2)质量要好:多吃些鸡肉、鱼肉、兔肉、羊肉、牛肉、瘦猪肉以及豆类制品,这些食品所含的蛋白质均属优质蛋白,营养丰富、容易消化。

（3）数量要少：过分饱食对健康有害，老年人每餐应以八成饱为宜，尤其是晚餐。

（4）蔬菜要多：新鲜蔬菜不仅含有丰富的维生素 C 和矿物质，还有较多的纤维素，对保护心血管和防癌、防便秘有重要作用，每天的摄入量应不少于 500g，且有 5～6 个品种。

（5）食物要杂：各种食物都要吃一点，如有可能每天的品种应保持 10 种以上。

（6）味道要淡：一般每天盐摄入量应以 6～8g 为宜。

（7）饭菜要烂：老年人牙齿常有松动和脱落，咀嚼肌变弱，消化液和消化酶分泌量减少，胃肠消化功能降低，因此饭菜要做得软一些。

（8）水果要吃：两餐之间应吃些水果。

（9）饮食要热：老年人对寒冷的抵抗力差，吃冷食可引起胃壁血管收缩，并反射性引起其他内脏供血减少而不利于健康。

（10）吃时要慢：应细嚼慢咽，以减轻胃肠负担、促进消化。

第二节　阿尔茨海默病管理

阿尔茨海默病俗称老年痴呆，是发生于老年和老年前期、以进行性认知功能障碍和行为损害为特征的神经系统疾病，主要表现为记忆障碍、失语、失用、失认、视空间能力损害、抽象思维和计算能力损害、人格和行为改变等，可通过药物治疗改善。本病目前尚不能治愈。

阿尔茨海默病的发病率急速上升，势头已超过癌症，给社会和家庭带来沉重的负担。1/5 的老年人会患上阿尔茨海默病，预计到 2025 年，我国会有 4000 万老年痴呆病人。除遗传基因外，其病因还包括身体遭受病菌和毒素的侵害、营养不良、压力过大、睡眠不足等。它们就像"潜伏的杀手"，无声无息地损害着大脑神经，造成脑部功能逐渐衰退。亲人相见如陌路，无法进行情感交流，甚至忧郁、暴躁、丧失基本的生活能力。

一、病因与发病机制

阿尔茨海默病的病因和发病机制极为复杂,有多种病因共同参与,可能与遗传因素、脑病理变化等因素相关,一般好发于 65 岁以上人群,精神刺激、创伤、神经系统疾病都会诱发阿尔茨海默病。

1. 遗传因素

家族性阿尔茨海默病多于 65 岁前起病,最为常见的是位于 21 号染色体的淀粉样前体蛋白(APP)基因、位于 14 号染色体的早老素 1(PSEN1)基因及位于 1 号染色体的早老素 2(PSEN2)基因突变。

2. 致病基因

遗传性阿尔茨海默病致病基因包括淀粉样前体蛋白基因、早老素 1 基因及早老素 2 基因;散发性阿尔茨海默病危险基因为载脂蛋白 E 基因。

3. 脑病理变化

脑的体积缩小和重量减轻,组织病理学上的典型改变为神经炎性斑、神经元纤维缠结及神经元缺失。

好发于 65 岁以上老年人、直系亲属有阿尔茨海默病病史者、既往有脑部神经系统疾病病史者。

二、治疗

目前尚无特效药物可治疗阿尔茨海默病,治疗原则是阻止痴呆的进一步发展,维持残存的脑功能,减少并发症。但至今一般治疗尚停留在改善脑循环和脑代谢上。2018 年美国著名医学博士布莱德森及其实验团队总结出一套针对该病症的 ReCODE 治疗法。我国也有一个类似的核桃计划,其内容是中医康复＋中医＋脑营养剂＋生活方式管理。

1. ReCODE 个性化程序治疗的原则

(1)越早开始使用,完全逆转的概率就会越大。

（2）对于每一项检查的异常，最好要达到指标最优化。也就是说，治疗的目的是很多事都能记起来，而不是仅仅记起来一件事。

（3）应该尽可能多地解决异常的血液生化值问题，而不只是关注一二个值的纠治。因为我们不能确定到底是哪一个异常导致了阿尔茨海默病。

（4）处理每一个方案，目的是要解决引起该病的根本原因。

（5）治疗方案是个性化的，根据每个人的检查结果量身定制。

（6）曲径可通幽，这个治疗程序要解决一个个具体问题，最后达到系列问题的解决。

（7）有门槛效应，不能操之过急，坚持就会有好的效果。

（8）治疗程序是迭代的、不断更新的，需要不断地调整。

（9）药物只是整个疗法中的甜点，而不是主菜，保健品的使用要严格控制，改变生活方式和饮食习惯才是最主要的。

2. ReCODE 的治疗方法

（1）吃一些营养剂，如维生素 B_6、B_{12} 和叶酸。

（2）饮食、运动、睡眠和减轻压力这 4 项 DESS 相结合，能够有效地缓解胰岛素抵抗。

（3）饮食应遵守的几个原则：

①12/3 饮食法，就是晚餐后到第 2 天早餐之间至少要空腹 12 个小时，晚饭 3 小时后上床睡觉。晚饭后喝点柠檬水，有利于肝脏排毒。

②烹饪应避免破坏食物，尽量减少烹饪时间，清炒好过红焖，最好的是短时间蒸，然后就是生吃。

③多食用益生菌或益生元来优化肠道的微生态。

④食物应选择有机的、当地产的、非转基因的、时令应季的。

⑤蔬菜选择非淀粉型的（土豆、红薯、莲藕属于淀粉型），生蔬菜和熟蔬菜相结合。

⑥肉类只是调味品而不是主食，每天最多食用 100g。吃点鱼（个小、嘴巴小的）。蛋白质还可以从豆类、豆制品、鸡蛋、坚果中获

得。每千克体重应摄入蛋白质 1g。食谱中要添加优质的脂肪,如牛油果、瓜子、橄榄油等。

⑦尽量选择低糖水果,不要用果汁代替。

⑧多吃天然食物,尽量避免精加工食品。

⑨若吃高糖的食物,要搭配富含膳食纤维的食物(芹菜、羽衣甘蓝等)。

⑩避免"百食大三角"的摄入,即单糖、饱和脂肪酸、缺乏膳食纤维。

3. 用药注意事项

(1)在下列抗老年痴呆药的使用过程中,应注意禁忌证。

①石杉碱甲:严重心动过缓及心绞痛、支气管哮喘、机械性肠梗阻、癫痫、肾功能不全、尿路梗阻、低血压。

②吡拉西坦:锥体外系疾病、重度肝肾功能障碍。

③复方阿米三嗪:严重肝功能损害、周围神经病变。

④脑蛋白水解物:癫痫持续状态及大发作间歇期、严重肾功能不全。

⑤三磷酸胞苷二钠:病窦综合征、窦房结功能不全、缓慢性心律失常。

⑥甲磺酸二氢麦角碱:严重心血管病,特别是伴有心动过缓者。

⑦川芎嗪:脑出血及有出血倾向者。

⑧尼麦角林:急性出血或出血倾向、直立性调节功能障碍、严重心动过缓、近期发生心肌梗死低血压者。

(2)吡拉西坦用于已接受抗凝治疗的病人,应特别注意凝血时间,防止出血危险,必要时调整抗凝药的剂量和用法。

(3)避免驾驶机动车或操作机械。

(4)过量或中毒的症状:恶心呕吐、流涎、出汗、心动过缓、低血压、呼吸抑制、惊厥等。过量予全身支持治疗,严重过量给予阿托品,不推荐使用东莨菪碱。

(5)石杉碱甲、加兰他敏用量有个体差异,给药一般应从小剂量开始。

4.科普宣教

(1)老年性痴呆病人常忘记吃药、吃错药,或忘记已经服过药又过量服用,所以在服药时必须有人在旁陪伴,帮助病人将药全部服下,以免遗忘或错服。

(2)伴有抑郁症、幻觉和自杀倾向的老年痴呆病人,家属一定要把药品管理好,放到病人拿不到或找不到的地方。

(3)病人常不承认自己有病,或因幻觉、多疑而认为家属给的是毒药而拒绝服药,此时需要家属耐心说服,向病人解释,确保病人能按要求服药。

(4)病人服药后常不能诉说其不适,陪护的家属要细心观察病人的不良反应,并配合医生及时调整给药方案。

(5)卧床病人、吞咽困难的病人不宜吞服药片,最好研碎后溶于水中服用。

第三节　儿童和青少年健康管理

有学者提倡要重视幼儿的饮食、睡眠和运动"三结合",培育"吃好、睡好、运动好"的"三好幼儿"。

(1)吃好:营养均衡,不挑食,不偏食,要避免给幼儿吃零食,尤其是餐前吃零食;一日三餐准时准点,不迁就、纵容幼儿在餐点以外进食;独立主动的进餐才能促成幼儿良好饮食习惯以及独立性的养成。

(2)睡好:早睡早起,早上7时起床,最晚21时入睡;睡足睡饱10小时。

(3)运动好:保证运动的时长和效果。年龄较小、体质较弱的幼儿可以只在每天上午进行身体活动;坚持不懈,养成运动习惯。

儿童和青少年的不良生活方式包括:看电视和使用计算机的时间过长,甚至成瘾;睡眠时间过少;户外活动时间和体力活动不足;饮食上热量过高和油脂类成分过多,经常吃油炸、烧烤和烟熏食品,常喝含糖饮料,常吃外卖、零食点心代替正餐,三餐不规律,经常不吃早餐或深夜餐食。

这些不良饮食习惯都会增加胃肠道炎症、肥胖等风险。不良的生活方式最初可引起身体不适,如失眠、便秘、头晕、身体无力等,而长期的不良饮食习惯易引起胃肠蠕动和消化功能障碍、免疫力低下、营养不良等危害。如果保证每天看电视和使用计算机的时间小于4小时,户外活动2小时,睡眠时间8小时左右,多吃新鲜蔬菜、水果、豆制品和鱼虾,少吃油腻食物,戒烟限酒,保持良好的心情,这样的健康生活方式将能有效预防生活方式病的发生。如有条件,应定期测量体重,如有身体不适,可到附近医院检查,以做到生活方式病的早期诊断和治疗。

1. 饮食健康

(1)注意营养平衡:在日常饮食中要吃各种粮食、水果、蔬菜、鱼、肉、蛋、奶等,不可偏食。

(2)愉快进食:进餐时要做到思想集中、精神愉快。因为愉快进食可以提高食物的消化率。

(3)细嚼慢咽:有益于提高食物的消化率,保护肠胃道。

(4)不过量饮食,少吃含大量碳水化合物的食物及含糖饮料。

2. 运动健康

运动是儿童的基本需求,这些基本的运动需求有其生物学的基础,受中枢神经的支配。同时,运动是儿童尤其是幼年儿童成长的催化剂,刺激儿童各系统的正常发育。高水平的运动可确保儿童生长发育的进展。相反,无论是生理、情绪因素,还是精神和认知因素,在儿童时期不愿意运动都是不正常的。

(1)弹跳运动:喜欢弹跳运动的孩子,不但发育良好,身体健康,而且智力也会得到提升,可见弹跳运动对于小学生生长发育的重要性。跳绳、踢毽子、跳橡皮筋等都是不错的选择。

(2)球类运动:如乒乓球、篮球、足球等。因为球类运动具有趣味性、群众性和对抗性,正适合青少年兴趣广泛、活泼好动、好胜心强等身心特点。

(3)有氧运动:如长跑、游泳等。有氧运动不但可以增强儿童和青少年的体质,更能培养吃苦耐劳、坚持不懈、坚忍不拔等优良品质。

关于患病儿童和青少年参加体育锻炼是否会发生危险,这在很大程度上是不确定的,即使是运动能力完全正常的成年人也存在一定的风险。多数专家建议,患儿可以接受运动锻炼,不应当将患病儿童和青少年排除在体育锻炼之外。

对于大部分患儿,建议不要限制体育活动,包括所有在婴幼儿期或学龄期做了手术的儿童和青少年。甚至对有轻度后遗症的病人,业余时间也允许其在指导下接受正常负荷的运动和体育活动。

在学龄早期,尤其是青少年时期,应根据兴趣和可利用的资源,通过多种多样的体育运动获得与运动相关的技能,并不断使之提高。一个重要的目标是为所有青少年提供尽可能多样化的体育运动形式。这一目标是为了帮助患儿获得特定的技能和知识,从而鼓励他们参加与同龄人相同的体力活动,并选择适当的可以终身进行锻炼的运动。

3. 睡眠健康

"作业多""写作业慢""学校要求到校时间早"等原因使得儿童的睡眠质量、睡眠时长明显下降。要知道,人的一生中其实有三分之一的时间是在睡眠中度过的,休息是恢复脑功能的重要手段,而睡眠是最重要的休息方式。要从小养成定时睡眠的习惯,睡前不要让孩子玩得太兴奋,不要看过于刺激的电视节目。

4. 卫生健康

勤洗手、常洗澡,不共用毛巾和洗漱用具;每天刷牙,饭后漱口;咳嗽、打喷嚏时遮掩口鼻,不随地吐痰等。

5. 心理健康

(1)稳定的情绪:心境良好,愉快、乐观、开朗、满意等积极情绪占主导,但同时又能随环境的变化而产生合理的情绪变化。此外,还能依场合的不同,适当地控制自己的情绪。

（2）和谐的人际关系:善于理解、尊重、信任和帮助他人,以真诚、谦让的态度保持和谐的人际关系,乐于与人交往。

（3）良好的社会适应能力:一个人的成长不可能是一帆风顺的,人生的道路上总是充满了坎坷和不公,能正视困难,用自信心及平常心态去面对问题,不因困难而放弃自我。

儿童心理健康的标准包括智力发育正常、稳定的情绪、能正确认识自己、有良好的人际关系、稳定和协调的个性、热爱生活。

青少年心理健康的标准:①智力正常;②情绪的稳定性与协调性;③较好的社会适应性;④和谐的人际关系;⑤反应能力适度,并与行为协调;⑥心理年龄符合实际年龄;⑦心理自控能力;⑧有健全的个性特征;⑨自信心;⑩有心理耐受力。

第四节　孤独症、多动症和叛逆期患儿的改善和康复

一、孤独症

孤独症又称自闭症或孤独性障碍,以男性多见,起病于婴幼儿期,主要表现为不同程度的言语发育障碍、人际交往障碍、兴趣狭窄和行为方式刻板。约有 3/4 的患儿伴有不同程度的精神发育迟滞,部分患儿在智力落后的背景下某一方面具有较好的能力。

孤独症的治疗原则:

（1）早发现,早治疗。治疗年龄越早,改善程度越明显。

（2）促进家庭参与,让父母也成为治疗的合作者或参与者。患儿本人、儿童保健医师、患儿父母及老师、心理医师和社会应共同参与治疗过程,形成综合治疗团队。

(3)坚持以非药物治疗为主,药物治疗为辅。

(4)治疗方案应个体化、结构化和系统化。根据患儿病情因人而异地进行治疗,并依据治疗的反应随时调整治疗方案。

(5)治疗、训练的同时要注意患儿的躯体健康,预防其他疾病的发生。

(6)坚持治疗,持之以恒。

该病病程较长,预后较差,约 2/3 的患儿成年后无法独立生活,需要长期照顾和养护。影响预后的因素主要包括:智商、5 岁时有无交流性语言、教育训练情况。如能早期进行有计划的医疗和矫治教育,并能长期坚持,有助于改善预后。

预防是降低孤独症发生风险的重要措施。在女性怀孕早期,应避免滥用药,特别是抗癫痫类药物;避免病毒性感染;避开冷热温差变化较大的环境;避免受重大精神刺激和创伤等。

二、多动症

多动症指发生于儿童时期,与同龄儿童相比,以注意力集中困难、注意力不集中、活动过度或冲动为主要特征的一组综合征。较为常见,其患病率为 3%～5%,以男性多见。

多动症的治疗方法主要有药物治疗、心理行为治疗、家庭治疗、脑电生物反馈治疗等,其中药物治疗是首选。研究认为,药物治疗为主,同时合并心理行为治疗、家庭治疗或脑电生物反馈治疗,是最好的策略。

如下措施可以在一定程度上预防多动症的发生:

(1)提倡婚前检查,避免近亲结婚;选择配偶时要注意对方是否有癫痫病、精神分裂症等精神疾患。

(2)适龄结婚,有计划地优生优育。切勿早婚、早孕,也勿过于晚婚、晚孕,避免婴儿先天不足。

(3)为了避免产伤、减少脑损伤的机会,应自然顺产。因为在临床中发现,多动症患儿中剖腹产者的比例较高。

(4)孕妇应注意陶冶性情,保持心情愉快,精神安宁。谨避寒暑,预防疾病,慎用药物,禁用烟酒,避免中毒、外伤及物理因素的影响。

(5)创造温馨和谐的生活环境,使孩子在轻松愉快的环境中度过童年,要因材施教,切勿盲目望子成龙。

(6)注意合理饮食、营养均衡,使孩子养成良好的饮食习惯,不偏食、不挑食;保证充足的睡眠时间。

(7)尽量避免孩子玩含铅的漆制玩具,尤其不能将这类玩具含在口中。

三、叛逆期

人一般有3个叛逆期:宝宝叛逆期:2～3岁;儿童叛逆期:7～9岁;青春叛逆期:12～18岁。

青春叛逆期是指处于心理过渡期的青少年,其独立意识和自我意识日益增强,迫切希望摆脱成人(尤其是父母)的监护。进入叛逆期之后,青少年的独立心、自尊心空前强烈,所以家长的说教、唠叨、打骂会使孩子觉得父母在控制自己,自尊心受到伤害,所以他们就用不听、不学、离家出走等方式进行反抗。

青少年的叛逆行为常常呈现出一些共同的特点:

(1)年龄特点:14岁左右是高峰期。

(2)性别特点:男生多于女生。

(3)教育特点:学习成绩差的学生要比学习成绩好的学生更加反叛。

(4)诱因特点:主要表现在家长和孩子、老师和学生之间的激烈对抗。

(5)行为特点:反叛的青少年大多不计较行为后果,做出某些十分极端的事情,如长期在网吧,甚至可能流浪乞讨、赌博、进行违法犯罪活动等。

针对叛逆期,家长一定要多些包容和耐心,学会倾听,千万不能过于急躁;应该积极接受孩子的变化并尊重,让他们变得更加自信和成熟；应该多些支持和鼓励，学会和孩子做好朋友；要学会理解，不要轻易对孩子说"不"，允许孩子失败、经历磨难和挫折。另外，从小开始，要让孩子知道世界上有"规矩"这个词。

第五章　解读女性与生殖健康

　　世界妇产科联盟主席沙特拉曾就妇女健康问题说过这样一句话:"妇女的危险性在于她是妇女。"在现代社会,女性承受着和男性一样沉重的职业压力。而且,比男性承担更多的家庭责任,尤其是对孩子的教育。妇女的全面发展程度,是衡量社会文明进步的重要标志。《中国妇女发展纲要(2021—2030 年)》中,将"妇女与健康"列为优先发展领域的首位。

　　第一,由于妇女特殊的生育功能,只有履行生育功能的妇女才有可能受到与妊娠和分娩有关的健康威胁。孕产妇死亡及母婴发病致残可给社会及家庭带来极大的影响和负担。

　　第二,生殖道感染性疾病,尤其是性病,虽然侵袭男女双方,但女性所承受的疾病负担更严重。妇女孕产期的生殖道感染,还可造成胎儿、新生儿的感染,危害下一代。

　　第三,在计划生育方面,很多情况下妇女没有控制生育的权利,并且妇女还承担着避孕的主要责任和负担,因而她们所遭受到的避孕副作用也就更大。

　　第四,不孕症妇女不仅要承受很多的检查、诊断和治疗,还要承受更沉重的心理和社会负担。

　　第五,在性方面,男女也存在着极大的不平等。

　　在今天,女性往往对自己的脸不遗余力地关爱,但对自己的生殖系统却漠不关心,只是简单地用一些洗浴产品。一项调研数据显示:中国近 3 成女性对于妇科疾病和生殖健康的态度比较松懈,只有在出现问题以后才去做妇科检查。其实,超过 35 岁的女性每年至少要做一次妇科检查。同时,女性应经常食用一些能滋养生殖系统的食品，如牛奶、豆浆等，也可以选用一些滋养生殖系统的产品。

妇女的生殖健康，包括妇女整个生命周期的不同生理阶段，应当得到健康、安全和幸福。了解生殖保健知识，大大降低疾病的发生率和避免疾病恶化，就可以做一个健康的现代女性。

(1)有满意而且安全的性生活，不需要担心传染疾病和意外妊娠。

(2)有生育能力。

(3)可以自由而负责任地决定生育时间、生育数目和生育间隔，避免因生育过早、过多、过密、过晚及计划外妊娠对健康所带来的损害。

(4)夫妇有权知道和获取他们选定的安全、有效、负担得起和可接受的计划生育方法。

(5)有权获得生殖保健服务。

(6)妇女能够安全地妊娠并生育健康的婴儿。

随着寿命的延长，妇女一生中有 $1/3\sim1/2$ 的时间是在绝经后度过，这个年龄组的妇女在人口中的比例正在逐渐增加。更年期妇女处于生殖功能从旺盛走向衰退的过渡时期，生理、心理上都会出现一系列的变化，开展更年期保健，保护她们顺利地度过这个"多事之秋"，不仅有利于促进她们的身心健康，且能为预防老年期多种代谢性疾病打下基础。更年期妇女虽已失去生育能力，但仍有性的需求，同时亦易发生性功能障碍，调节心理状态，及时帮助其克服性功能障碍，使她们仍能保持和谐的性生活，有利于她们的身心健康和晚年生活质量的提高。

请记住："你的健康并不掌握在你的医生手中，而是在你手中"。

第一节　女性癌症管理

一、乳腺癌

其实,乳腺癌并不是女性的专利,男性也会患病。乳腺癌占了女性癌症的 26%,25 岁后女性罹患乳腺癌的概率会逐渐上升,50～54 岁达到高峰,55 岁以后又会逐渐下降。

乳腺癌诊疗技术的进步已使乳腺癌的死亡率明显下降,但患病率仍在上升,一生中被诊断乳腺癌的风险是 8%～10%。数据显示,我国乳腺癌每年发病人数约 30.4 万。在过去的 40 年中,这种风险的增加归因于预期寿命的延长、生殖方式的变化、更年期激素的使用、肥胖的患病率上升,以及筛查技术的进步和普查人群的增加。

75% 的乳腺癌发生在没有家族史的女性中,大约 1/3 的绝经后乳腺癌被认为是行为因素引起的,如绝经后肥胖、缺乏运动、雌激素和孕激素联合使用、饮酒、吸烟、放射治疗、不孕或晚孕、服用避孕药和母乳量少。有吸烟史的女性,患乳腺癌的风险可增加 10%,睡眠不足、压力大和夜班工作也会增加乳腺癌的发病率。超重女性绝经后乳腺癌的风险增加约 1.5 倍,肥胖女性的患病率则增加了 3 倍。月经期长(初潮出现在 12 岁前,55 岁以后才绝经)的妇女容易患乳腺癌。

与乳腺癌风险相关的主要保护方法是母乳喂养。在整个生命周期中,累计母乳喂养 12～24 个月的女性,乳腺癌的患病率可降低 66%。

仅 4%～6% 的乳腺癌与已知的基因突变有关,出现下列情况时应考虑此种类型:

(1)50 岁之前被诊断出患有乳腺癌。

(2)任何年龄的卵巢癌。

（3）患有 2 种原发性乳腺癌。

（4）同时患有乳腺癌和卵巢癌。

（5）任何年龄段的男性乳腺癌。

（6）一个家庭中有 2 种或 2 种以上乳腺癌，其中 1 名年龄在 50 岁以下。

（7）前列腺癌。

（8）胰腺癌。

人群筛查研究表明，通过早期发现，我们可以将乳腺癌的死亡率减少 60％。规律的体育锻炼、远离烟酒（包括二手烟）可降低整个生命周期中患乳腺癌的发病风险。富含水果和蔬菜的植物性饮食、保持理想的体重指数、母乳喂养和良好的压力管理（如冥想和正念）也可以降低患乳腺癌的风险。

乳腺癌的预防措施包括：

（1）鼓励改变不良的生活方式。

（2）倡导早育和母乳喂养。

（3）首次成功怀孕前避免饮酒。

（4）最大限度地减少饮酒。

（5）维持理想的体重指数。

（6）每天锻炼 40～60 分钟，每周锻炼 3～5 次。

（7）营养合理、饮食清洁，主要以蔬菜水果为主。

（8）睡眠充足。

（9）压力合理宣泄。

（10）鼓励定期进行乳房影像检查。

（11）对任何乳房肿块、乳头溢液、异常淋巴结或皮肤变化进行临床评估。

二、宫颈癌

宫颈癌是最常见的妇科恶性肿瘤，其原位癌高发年龄为 30～35 岁，浸润癌为 45～55 岁，近年来发病有年轻化的趋势。近几十年宫颈细胞学筛查的普遍应用,使宫颈癌和癌前病变得以早期发现和治疗,发病率和死亡率已有明显下降。

　　医生应根据临床分期、病人年龄、生育要求、全身情况、医疗技术水平及设备条件等,综合考虑制定适当的个体化治疗方案。临床上,采用以手术和放疗为主、化疗为辅的综合治疗方案。

　　预后与临床分期、病理类型等密切相关。宫颈腺癌早期常常有淋巴结转移,预后相对较差。总而言之,早期治疗预后相对较好。

　　预防措施包括:

　　(1)普及防癌知识,开展性卫生教育,提倡晚婚少育。

　　(2)重视高危因素及高危人群,有异常症状者及时就医。

　　(3)早期发现及诊治宫颈上皮内瘤变,阻断宫颈浸润癌发生。

　　(4)健全及发挥妇女防癌保健网的作用,开展宫颈癌筛查,做到早发现、早诊断、早治疗。

　　(5)9～45 岁可接种四价或九价疫苗。

三、子宫癌

　　子宫癌是女性生殖系统中常见的恶性肿瘤。有数据显示,全球女性患子宫癌的死亡率超过 3%。

　　风险因素包括:月经期长、节育、高脂肪饮食、雌激素偏高和肥胖。另外,曾患过乳腺癌或卵巢癌,或是使用过他莫昔芬治疗过癌症的女性,患子宫癌的风险会比一般人高。某些原因引起的子宫内膜增生或是子宫内膜的增厚,也能增加患子宫癌的风险。

　　子宫内膜癌好发于围绝经期和绝经后女性,是最常见的女性生殖系统肿瘤之一,每年有接近 20 万的新发病例,并且是导致死亡的第三位常见妇科恶性肿瘤(仅次于卵巢癌和宫颈癌)。其发病与生活方式密切相关,发病率在各地区有差异,在北美和欧洲,其发生率仅次于乳腺癌、肺癌、结直肠肿瘤,高居女性生殖系统癌症的首位。在我国,随着社会的发展和经济条件的改善,子宫内膜癌的发病率也在逐年升高,目前仅次于宫颈癌,居女性生殖系统恶性肿瘤的第二位。

子宫内膜癌的治疗原则：应根据病人的年龄、身体状况、病变范围和组织学类型，选择适当的治疗方式。因子宫内膜癌病因尚不明确，目前还不能预防其发生，因此重点应放在早期发现、早期治疗上。对绝经后出血、更年期月经紊乱者应注意排除子宫内膜癌的可能，对年轻妇女月经紊乱治疗无效者，也应及时做 B 超检查和子宫内膜检查。重视子宫内膜癌的癌前病变，对已证实有子宫内膜不典型增生等癌前病变者，根据病人情况宜行全子宫切除术，有生育要求者应及时给予大剂量孕激素治疗并监测病情变化。

注意改变生活习惯，节制饮食，加强锻炼，通过控制高血压、糖尿病、肥胖等"富贵病"的发生，减少子宫内膜癌的发病率。

四、卵巢癌

卵巢癌小若橄榄，隐藏不露，位于盆腔深处，初期一般没有明显症状。所以，有人将卵巢癌形容为无声的"杀手"。

卵巢癌的病因仍不明确，可能与以下因素有关：

（1）遗传因素，尤其是家族中有卵巢癌、乳腺癌、胰腺癌、前列腺癌、结直肠癌等病人时，亲属卵巢癌的发病风险可能增高。

（2）内分泌因素，如初潮早、无生育史等。

卵巢上皮癌多见于绝经后女性，而恶性生殖细胞肿瘤多见于青少年或年轻女性。

约 20％卵巢癌可早期获得确诊，一般通过常规妇科健康体检、因某些症状到医院就诊、经阴道超声检测和血清 CA125 检查发现。

卵巢癌的预防措施：

（1）慎用某些调经药及避孕药物，因为这些药物会使患卵巢癌的风险增加。

（2）月经过早、未生育过或生育时间晚于 30 岁的女性，患卵巢癌的危险会增加。

（3）未哺乳的女性也有患病风险。因此，除了适龄生育，还应当用母乳喂养婴儿。

（4）定期做 B 超检查和肿瘤标记物检查。还需要注意饮食均衡，少脂多钙，多吃含维生素 A、C、E 的食品，多吃绿色蔬菜和水果，同时要戒烟、戒酒，加强锻炼。

第二节　女性生殖健康管理

一、避孕与流产

避孕是指性交时避免女性受孕的措施和行为。为了达到节育的目的，通常需要进行避孕。人类自古以来便有节育的意识和传统，但直到现代才拥有健康有效且种类丰富的避孕措施。常见的避孕方法有：安全套、口服避孕药、安全期避孕法、体外排精、宫内节育器、手术避孕法、皮下埋植避孕等。避孕的意义不仅仅在于实现计划生育，合理应用避孕技术还能阻断疾病的性传播。避孕也是全面性教育的重要内容之一。

下列女性禁服避孕药：

（1）患有急、慢性肝炎和肾炎的妇女。

（2）患有心脏病或心功能不全的妇女。避孕药中的雌激素能引起体内的水钠潴留，加重心脏负担。

（3）患有高血压病的妇女。

（4）患有糖尿病及有糖尿病家族史的妇女。服用避孕药后可能会使血糖轻度升高，使隐性糖尿病变为显性。

（5）患有乳房良性肿瘤、子宫肌瘤以及各种恶性肿瘤的妇女。

（6）过去或现在患有血管栓塞性疾病（如脑血栓、心肌梗死、脉管炎等）的妇女。避孕药中的雌激素可能会增加血液的凝固性，加重心血管病的病情。

（7）患慢性头痛，特别是偏头痛和血管性头痛的妇女。

（8）既往月经过少的妇女。长期使用避孕药可使子宫内膜呈萎缩状态,会使月经量减少。

(9)哺乳期妇女。避孕药可使乳汁分泌减少,并降低乳汁的质量。

数据显示,我国是世界上人工流产率最高的国家之一,25 岁以下女性占 47.5%,未婚女性占 49.7%。我国也是世界上重复流产率最高的国家之一,接受人工流产手术的女性中,流产次数大于 2 次的占 55.9%。专家建议,要为青年女性提供生殖健康知识,进行科学的避孕指导,推迟其性生活的年龄,降低人流率,减小对其健康以及婚姻生活的影响,预防心理伤害。

妊娠不足 28 周、胎儿体重不足 1000g 而终止妊娠者称流产。流产发生于妊娠 12 周前者称早期流产,发生在妊娠 12 周至不足 28 周者称晚期流产。流产又分为自然流产和人工流产,自然流产的发生率占全部妊娠的 15%左右,多数为早期流产。

人工流产方式分为药物流产和手术流产,药物流产适合怀孕 49 天之内的宫内妊娠,手术流产的范围是在怀孕 42~80 天之内。无论是药物流产还是手术流产,都会对子宫内膜造成一定的损伤。

人工流产的危害:造成宫颈损伤,再次妊娠时易发生习惯性流产和早产;子宫内膜及子宫肌层受损,导致再次怀孕后胎盘功能障碍,严重影响胎儿发育,并易出现死胎、早产;容易引起生殖系统感染、输卵管炎症而导致不孕或宫外孕;刮宫后如再次怀孕,因胎盘血液循环障碍,易发生产后出血。

多次人工流产的危害:容易导致大出血,引发严重的贫血;流产者子宫质脆,易发生子宫撕裂,或造成穿孔,严重者危及生命;引起生理、心理的一系列非正常改变,如月经异常、神经衰弱等;易造成子宫变位、子宫内膜异位,导致下腹疼痛、下坠、白带增多、痛经等一系列病症,甚至不孕;因生殖系统感染、位置变动等原因,再孕时容易发生自然流产、死胎、胎儿发育迟缓、大出血等;再孕生下的孩子弱智者比例大幅提高。

人流后应该做到以下几点:

（1）注意休息，加强营养。人流术后应卧床休息 2～3 天，以后可下床活动，逐渐增加活动时间。半月内不要从事重体力劳动，避免提重东西和受寒。注意增加营养，多吃些鱼类、肉类、蛋类、豆类制品等蛋白质丰富的食物和富含维生素的新鲜蔬菜，有助于促进子宫内膜的修复。

（2）保持外阴清洁，严禁同房。人流术后子宫口还没有完全闭合，子宫内膜也有一个修复的过程。在这段时间内，要特别注意保持外阴部的清洁卫生，所用的卫生用品和内裤要勤洗勤换。术后半个月内不要坐浴，以免引起感染。人流术后若过早同房，易造成急性子宫内膜炎、盆腔炎，还可继发不孕。因此，人流术后 1 个月内严禁房事。

（3）观察出血情况。人流术后阴道流血超过 1 周，甚至伴有下腹痛、发热、白带浑浊有臭味等异常情况，应及时到医院复诊。

（4）坚持做好避孕。人流术后卵巢和子宫功能逐渐恢复，卵巢按期排卵，如果不坚持避孕，很快又会怀孕。因此，人流术后应及早选择可靠的避孕措施。

二、性病

性病是指通过性交行为传染的疾病，主要病变部位发生在生殖器部位，包括梅毒、淋病、软下疳、性淋巴肉芽肿和腹股沟肉芽肿 5 种。性病是在世界范围内广泛流行的一组常见传染病，并呈现流行范围扩大、发病年龄降低、耐药菌株增多的趋势。尤其是艾滋病的大幅增加，已成为严重的公共健康问题。

性病的种类多，引起性病的病原体种类也各不相同，因此必须根据病人的病情、病因，制定针对性的治疗方案，采用内服药物、外用药物、物理治疗等多种措施综合治疗。治疗期间应注意以下几个方面：

（1）正规治疗，严格遵照医嘱，避免胡乱用药及不规则的治疗。

（2）配偶/性伴侣未及时治疗可造成双方反复感染，导致久治不愈。因此，强调夫妻同查同治，以便消除传染源和防止循环传染。

（3）治疗期间要尽量避免性生活，同房也应使用避孕套，以防疾病进一步传染扩散。

（4）定期复查，如梅毒完成正规治疗后的 1 年内应每隔 3 个月、次年每隔 6 个月做梅毒血清学检测；淋病正规治疗后第 7～10 天及第 14 天做淋球菌检查。

（5）摆正心态，不可心理负担过重，不可整天顾虑重重。

预防措施包括：

（1）提高文化素养，洁身自好，采取安全性行为，防止不洁性行为；正确使用质量可靠的避孕套。

（2）平时注意个人卫生，不沾染毒品，不与他人共用注射器。

（3）尽量不输血，尽量不注射血制品，有生殖器可疑症状时及时到正规医院就医，做到早发现、早治疗。

（4）配偶得性病时双方应及时到医院检查，治疗期间避免性生活。

（5）做好家庭内部的清洁卫生，防止衣物等生活用品受到污染。

（6）保持生活规律，适当锻炼，增强自身身体素质，提高免疫力，坚持体育锻炼。

（7）少用公共物品，不去公共浴室洗澡，更不可直接坐在浴室的座椅上；尽量选择蹲式马桶，少用坐式马桶，上厕所前后都要洗手；少去消毒不净的泳池；少与其他人合用洗衣盆和洗衣机。

（8）均衡营养饮食，富含蛋白质、维生素的食物可以适当多吃些，有利于增强病人体质，提高免疫力。

三、月经失调

月经失调也称月经不调，是妇科常见疾病，表现为月经周期或出血量的异常，可伴有月经前、经期时的腹痛及全身症状。

减少月经失调发生的预防措施：

（1）青春期前即应学习、了解一些卫生常识，对月经来潮这一生理现象有一个正确的认识，消除恐惧及紧张心理。

(2)经期应注意保暖,忌寒冷刺激。

(3)注意休息,早睡早起,不要熬夜,养成一个良好的作息习惯。

(4)加强营养,增强体质,不吃辛辣生冷等刺激性食物。

(5)应尽量控制情绪波动,避免强烈的精神刺激,保持心情愉快。

月经来潮前一周的饮食宜清淡,多吃些易消化、富营养的食物。绿叶蔬菜和水果不能少,多饮水,以保持大便通畅,减少骨盆充血。月经期间,可以多吃些水果,但梨、香蕉、柿子、芒果、西瓜、猕猴桃等寒性食品要少吃。经期后的护理也很重要,可补充维生素C,多吃些红枣、木耳等补气血的食物。

四、更年期综合征

更年期综合征也称围绝经期综合征,是指在妇女绝经前后,由于性激素波动或减少,导致一系列以自主神经功能紊乱为主、伴有神经心理症状的一组症候群。最典型的症状是潮热、潮红、睡眠差、脾气暴、浑身感觉不舒服。多发生于 45~55 岁,症状轻重不一,可持续到绝经后 2~3 年,少数人可持续 5~10 年。

妇女在围绝经期容易发生高血压、冠心病、肿瘤等,必须排除心血管病、泌尿生殖器官等器质性病变,还应与神经衰弱、甲亢等相鉴别。

症状较轻者,可采用心理咨询及保健措施,不需要药物治疗。如睡眠差者可适当使用镇静药或多种维生素。症状明显者可选用雌激素替代治疗,雌激素的药量以潮热发生的次数来决定。雌激素的剂量宜小,无症状即可停药。

(1)精神心理治疗:可辅助使用自主神经功能调节药物,如谷维素、地西泮(安定)、维生素 B$_6$、复合维生素 B 等;给病人以精神鼓励,助病人解除疑虑,建立信心,恢复健康,延缓心理衰老。

(2)保持生活规律,坚持力所能及的体育锻炼,少食动物脂肪,多吃蔬菜水果和杂粮,摄入足量蛋白质和含钙食物,节制饮食,忌烟酒。

(3)坚持适度劳动,防止肌肉、组织、关节发生"废用性萎缩";不断学习和思考,开阔心胸,防止大脑发生"废用性萎缩"。

(4)充实生活内容,如旅游、烹饪、种花、编织、跳舞等,以获得集体生活的乐趣和精神上的寄托。

(5)更年期易出现急躁、焦虑、抑郁、易激动等情绪,要善于克制,并培养开朗、乐观的性格,以宽容和忍耐的态度对待不称心的人和事,保持心情舒畅及心理、精神上的平静状态。

五、妊娠

产前保健是贯彻预防为主、及早发现高危妊娠、保证孕妇和胎儿健康和安全分娩的必要措施。服务内容包括对孕妇的定期产前检查,指导孕期营养和用药,出现异常情况及时处理,使孕妇正确认识妊娠、消除不必要的顾虑,以及对胎儿宫内情况的监护等。

孕期的健康生活方式有助于孕妇和胎儿的健康。

(1)孕期体重控制:早期共增加 $1\sim2kg$,妊娠中期及晚期每周增加 $0.3\sim0.5kg$,总增加 $10\sim12kg$。

(2)饮食调理:饮食上要均衡,荤素搭配,少吃多餐,多摄取富含叶酸的食物并补充叶酸,适当增加鱼、禽、蛋、海产品及奶类的摄入,富含铁的食物也要补充。

(3)适量运动:可以促进胃肠蠕动、改善便秘、帮助孕期的体重管理,改善血糖血脂和血压,对自然分娩有好处;还可增强孕妇的自信心,降低产后抑郁的风险。以孕妇感觉舒适为前提,循序渐进、缓慢开始、量力而行。散步、瑜伽等都是比较合适的运动方式。如有不适症状,应立刻停止运动。

(4)充足睡眠:孕期应选择安静、少噪声的生活环境,周围清新的空气、清洁的居室会让孕妇轻松悠闲地度过孕期。应注意平时的生活起居,良好的生活习惯将保证胎儿的正常发育。

(5)改善便秘:养成每天早晨排便的好习惯,排便的时候心态尽量放松;多参加一些力所能及的户外运动,多吃一些富含膳食纤维的蔬菜水果,晚餐后喝酸奶、睡前喝牛奶,都可以有效地预防便秘。此外,每天喝 6 杯水(包括早上起床后喝一杯淡盐水),有助于养成早上大便的习惯。

另外,在妊娠期要宣传母乳喂养的好处。母乳喂养增加了母婴之间的感情,可以促进母体的子宫修复,减少出血、尤其是产后大出血的可能。同时,能及时排空乳房,预防乳腺炎、乳腺管阻塞等相关情况的发生。另外,母乳中含有较多的营养物质,并且有利于新生儿及婴儿的吸收;母乳中还含有较多的抗体、免疫因子等,能增强新生儿及婴儿的免疫力。

六、妊娠期高血压疾病

妊娠期高血压疾病包括 5 大类:妊娠期高血压、子痫前期、妊娠合并慢性高血压、慢性高血压并发子痫前期及子痫。子痫仍然是世界范围内威胁孕产妇生命的常见疾病,在发达国家,子痫发病率大约为 1/2000 次分娩;子痫病人的死亡率约 1%。50%~75% 的病人子痫发作前可出现头痛,还可以出现视觉模糊、畏光、上腹部疼痛,以及反射亢进和意识障碍等前驱症状,应引起临床医生足够的重视。

以下 5 类人群最危险:初孕妇女,尤其是年龄小于 20 岁,或大于 40 岁;双胎、多胎的孕妇;有高血压易感因素、遗传因素的女性;有血管性疾病、肾病、糖脂代谢异常的女性;超重或营养不良的女性。

子痫前期应注意的事项包括:

(1)定期进行心脏健康检查,进行心血管风险因素评估。

(2)注意休息,心情要舒畅,精神要放松,争取每天卧床 10 小时以上,并以侧卧位为佳,以增进血液循环,改善肾脏供血条件。避免强光、噪声或振动等刺激,以防诱发抽搐。

(3)及时纠正异常情况。若发现贫血,要及时补充铁剂;若发现下肢浮肿,要增加卧床时间,把下肢抬高休息;血压偏高时要按时服药。妊娠近足月或虽未足月但经治疗后病情进展严重者,应终止妊娠。

(4)养成有益心脏健康的饮食习惯:饮食不要过咸,要保证蛋白质和维生素的摄入;减少动物脂肪的摄入,控制食物的摄入总量和钠盐的摄入;补充含钙丰富的食物,每天 5 份蔬菜和 2 份水果;食用全谷物和高纤维面包,避免精加工的肉类。

(5)做任何体育活动都比什么都不做要好。每周至少 30~60 分钟中等强度的运动,每周 2 次的肌肉强化活动,有助于改善心功能指标。

第六章　解读男性与生殖健康

　　工作压力、环境因素、特殊职业(如驾驶员)等都可影响男性的生殖健康,引起性功能下降、前列腺炎、前列腺肥大、阳痿早泄、射精不能症等。研究表明,睾丸癌、阴茎癌早期发现的治愈率很高,一旦发展到晚期,则疗效不理想。因此,35 岁以上的男性,应该经常检查自己的外生殖系统。

　　10 月 28 日是世界男性健康日,也称男性关爱日。医学统计数据显示,越来越多的疾病正快步向男性走来,严重威胁着男性的身心健康。世界卫生组织的一份调查数据表明,男性预期平均寿命比女性短 6 年;在中国,每年约有 100 万男性发生严重的心血管病;50 岁以上男性超过 1/2 受到前列腺疾病的困扰;亚健康人群中,中年男性高达 75%;40 岁以上人群中,高达 52.5% 的男性忍受着勃起功能障碍和前列腺增生的折磨;在 30～45 岁男性上班族中,患脂肪肝者高达 12.9%;20～40 岁的男性,20% 患有前列腺炎,16% 患有泌尿生殖系统感染;40 岁以上的男性,28% 包皮过长或包茎,约 10% 的已婚男子患有不育症。男性看病的频率比女性低 28%,90% 的男性表示自己没有健康体检的意识和习惯,20% 的男性很少甚至从不参加体育锻炼,80% 的患病男性承认自己是因为小病不去看,最终酿成了大病而错过了最佳的治疗时间。因此,男性健康更加需要被关爱。

　　目前,血脂异常、前列腺疾病和脂肪肝位列男性常见疾病的前三位。要远离这些疾病,改掉日常生活中的陋习是关键。一要减少高脂食物的摄入,如动物内脏、油炸食品、红烧肉、虾等,并限制糖类甜食;平时应选择适合自己体质的运动项目,每周进行 4 次以上中强度的有氧运动,如打乒乓球或羽毛球、慢跑等。二是多吃粗粮、豆类、蔬菜水果,不酗酒、少食辛辣刺激性食物,多吃富含锌元素和抗氧化剂的食物;在日常生活中需注意局部保暖,预防感冒,避免受凉。三是节制饮食,控制体重,一日三餐应定时限量,最好制订一份低脂、适糖、高蛋白、富含维生素和纤维素的清淡食谱。

世界卫生组织认为,男性健康标准包括精力充沛、处事乐观、积极向上、睡眠佳、应变能力强、体重适中、身材匀称等。

第一节　前列腺增生管理

前列腺增生是老年男性的常见疾病,主要表现为尿急、排尿不畅等下尿路症状,严重影响老年男性的身心健康和生活质量。用于治疗前列腺增生的主要药物为 α-受体拮抗剂以及 5α-还原酶抑制剂;常见的手术方式是经尿道前列腺电切术。大部分病人通过规范的治疗,症状能得到有效的缓解。

随着年龄逐渐增大,前列腺也随之增生。男性在 45 岁以后前列腺可有不同程度的增生,多在 50 岁以后出现临床症状。雄激素是调控前列腺生长的最重要激素,而前列腺内的雄激素 90% 都来自于睾丸。受性激素的调控,前列腺间质细胞和上皮细胞相互影响,随着年龄增大,体内性激素平衡失调以及雌、雄激素的协同效应,最终造成前列腺增生。

前列腺增生药物治疗的短期目标是缓解病人的下尿路症状,长期目标是延缓疾病的临床进展,预防合并症的发生。

一、用药的注意事项

(1)α-受体拮抗剂禁用于严重肝肾功能不全、血压过低或直立性低血压病史、肠梗阻、胃肠道出血、阻塞性尿道疾病、年龄 12 岁以下儿童、妊娠或哺乳期妇女;非那雄胺禁用于怀疑有前列腺癌、儿童、孕妇或可能怀孕的妇女;普适泰片禁用于儿童及对花粉过敏者。

（2）使用 α_1-受体拮抗剂需警惕直立性低血压的发生,特别是首次服药或最初几次服药时可能发生晕厥;与其他降压药合用时,须监测血压。

（3）高龄病人使用 α_1-受体拮抗剂应注意观察用药后的状况,如得不到预期的效果,则不应继续增量,可改用其他方法治疗。

（4）药物过量:α_1-受体拮抗剂或 5α-还原酶抑制剂过量可致低血压,需进行心血管支持治疗,即置于仰卧位,酌情升压治疗,并监测肾功能。

（5）使用 α_1-受体拮抗剂或 5α-还原酶抑制剂治疗前,应排除感染、前列腺癌、尿道狭窄等因素,否则在用药过程中会影响该疾病的诊断。

（6）α_1-受体拮抗剂主要针对尿道、膀胱颈及前列腺平滑肌,并无缩小前列腺体积的功能。如前列腺体积过大,梗阻症状明显,可与 5α-还原酶抑制剂同时服用。

（7）对化验结果的干扰:5α-还原酶抑制剂可降低血清 PSA 水平,可能影响前列腺癌的诊断;坦洛新可致肝功能损害。

（8）如出现血压下降或皮疹,应立即停药。

（9）首剂效应通常出现在初始用药的 $30\sim90$ 分钟,偶尔会出现在剂量增加过快时,这段时间应加强护理观察。

（10）接受外科手术时,应告知麻醉医生正在服用的药物,特别是 α_1-受体拮抗剂的服药情况。

二、科普宣教内容

（1）药物的名称、作用、剂量和用法。

（2）剂量调整必须从小剂量开始,并在医生的指导下逐渐增量至最佳疗效。

（3）服用缓释片时应整片吞服,不可嚼碎。

（4）药物治疗通常 3 个月后才会达到满意疗效,不能随意停药。

（5）药物的副作用:①血压降低可引起晕厥、心悸,特别是第一剂和剂量增加过程中;②消化系统:恶心、食欲减退、胃痛、腹泻等;③神经系统:头晕、头痛、嗜睡、耳鸣等;④其他:皮疹、皮肤瘙痒、口干、水肿、性欲减退、射精障碍等。

(6)药物间相互作用:①服药期间如服用降压药,可出现协同作用,引起低血压;②服药期间如需服用西咪替丁、吲哚美辛、酮康唑、伊曲康唑等,应咨询医生,作出合理评估后再服用。

前列腺增生是一种良性疾病,发展过程缓慢,在疾病任何一个阶段加以干预,都可以改善其结局,提高生活质量,及早干预有助于防止出现严重并发症。日常生活中,前列腺增生病人应加强饮食调理,饮食以平淡、富营养和少刺激为宜,以少刺激最为重要,刺激性食物摄入过多将因前列腺充血而加重病情。

(1)使用治疗前列腺增生的药物可致低血压或直立性低血压症状(如眩晕等),故服药期间不宜驾驶机动车、操作机械,或执行危险性作业。

(2)应从小剂量开始逐渐增量,初剂及增加后第一剂应在睡前口服。

(3)如中断服药数天,恢复用药时应从初始剂量重新开始,逐渐调整剂量,以减少或避免首次服药的低血压症状。

(4)常需要服药3个月以上才会达到满意疗效,不能随意停药。

(5)开始治疗及增加剂量过程中,应避免突然性体位改变或激烈的活动。

(6)缓释剂须整粒吞服,不可嚼碎。

(7)饮食调理:尽量避免食用辛辣、酸性食品,如烟、酒、大葱、大蒜、生姜、辣椒、韭菜、椒等。限制摄入咖啡因和酒精,因其具有利尿和刺激作用,会加重症状。要按时进餐,防止暴饮暴食,可多吃一些润肠通便的食品,如柑橘、香蕉和绿叶蔬菜,以保持大便通畅。适当多饮水,每日饮水量不小于1500mL。

(8)日常护理:病人遵医嘱练习提肛运动,增强盆底肌肉的张力,以尽快恢复尿道括约肌的功能;保持大便通畅,定时排便;做到有尿就排,防止尿潴留的发生;避免久坐,因为久坐会加重痔疮、便秘症状,又易使会阴部充血,引起排尿困难;经常参加文体活动及锻炼,有助于减轻症状。治疗期间要减少性生活次数,避免不洁性生活,治愈后半年内也要有所节制,避免感染的加重。当生活压力减轻时,前列腺症状会有舒缓,因而,平时应尽量保持放松的状态。

(9)特别注意事项:如果病人同时伴有便秘症状,应同时治疗。辛辣刺激性食品既可导致性器官充血,又会使痔疮、便秘症状加重,压迫前列腺,加重排尿困难。因此,应减少辛辣刺激性食物的摄入。

(10)慎用药物:有些药物可加重排尿困难,剂量大时还可引起急性尿潴留,其中主要有阿托品、颠茄、麻黄素、异丙肾上腺素等。近年来又发现钙阻滞剂(如异博定)可促进泌乳素的分泌,并可减弱逼尿肌的收缩力,加重排尿困难,故应慎用或最好不用某些药物。

(11)适量饮水:饮水过少不但会引起脱水,也不利对尿路的冲洗作用,还容易导致尿液浓缩而形成结石。夜间应适当减少饮水,以免起夜而影响睡眠质量,白天则应多饮水。

(12)不可憋尿:憋尿会造成膀胱过度充盈,使膀胱逼尿肌张力减弱、排尿困难,容易诱发急性尿潴留。另外,憋尿还会引起心脏负担加重和直立性低血压的发生,因此一定要做到有尿就排。

第二节　前列腺癌管理

前列腺癌是指发生在前列腺的上皮性恶性肿瘤,其中腺癌占95%以上。在55岁前发病率处于较低水平,55岁后逐渐升高,发病率随着年龄的增长而增长,高峰年龄是70~80岁。

前列腺癌的发生与遗传因素、性活动、饮食习惯等有关。性活动较多者患前列腺癌的风险增加;高脂肪饮食与发病也有一定关系。前列腺癌的发病率可能和红肉(如牛肉、猪肉等)的摄入量增加有关。此外,前列腺癌的发病也可能与种族、地区、宗教等因素有关。

对于中期前列腺癌病人应采用综合治疗方法,如手术＋放疗、内分泌治疗＋放疗等。

有研究结果显示,番茄和其他含番茄红素的食物可能对预防前列腺癌有效。大规模的前列腺癌预防试验结果显示,应用非那雄胺或度他雄胺(治疗前列腺增生的药物)可使前列腺癌的患病率降低25％,但可能会增加患高分级前列腺癌的风险。

烟酒对前列腺的刺激很大,而且可能会引起前列腺血管扩张,使其充血、水肿,长期烟酒刺激会使前列腺的抵抗力降低,渐而形成慢性炎症,增加癌变的风险。性生活或手淫过度也会造成前列腺过度充血。如果长期禁欲而性冲动无处宣泄,同样也会造成前列腺的充血肿胀,也对前列腺不利,因此性生活应该规律。平常应多喝水、不憋尿,喝水少或不喝水都会使尿液浓缩、排尿次数减少,对前列腺是非常不利的。

前列腺的生理位置决定了男性在很大程度上是"坐"在了前列腺上,长期的压迫刺激会让前列腺产生慢性炎症。办公室族、电脑族、开车族男性应该加强体育锻炼,久坐后也要注意起身活动一下,给前列腺减压。

第三节　男性生殖健康管理

如今的男性,工作压力大、社会应酬多,再加上环境污染及不良生活习惯等,导致男性的生殖能力逐渐下降。这应当引起我们的高度警惕。那么男性应该如何保护自己的生殖健康呢?

首先,应该树立健康的性观念。性是机体的本能反应,是增加夫妻感情的纽带,也是繁衍后代的需要。作为男性,应该树立健康纯洁的性观念,杜绝滥交、肛交等不健康的性行为,否则极容易造成泌尿生殖器的感染,甚至染上艾滋病,以及导致少精、弱精症及梗阻性无精症,严重损害自身的生殖健康。

其次,要养成良好的作息习惯和饮食习惯。每天要有充分的休息,保持良好的精力、体力和充足的睡眠,不可熬夜。现在的年轻人喜欢熬夜玩电脑游戏,不仅影响休息,而且长时间的电脑辐射也会引起睾丸功能下降。饮食方面要注意荤素搭配,各种营养调配合理,多食瘦肉、鸡蛋、坚果、香蕉、西红柿、蜂蜜,以及富含锌、硒的食物,如牛奶、玉米、黑米、黑豆、山药、花生、芝麻、豆类等,尽量少吃芹菜、油炸食品、烧烤食品,切不可暴饮暴食。吸食毒品和长期酗酒、吸烟会严重影响身心健康,导致睾丸的生理功能下降而影响生育。还应禁食那些损害生殖功能的食物和药物,如棉子油中的棉酚有杀死精子的作用,而雷公藤等药物会影响生精细胞而造成无精子症。

再次,要远离有害的物质及具有放射辐射的环境,避免长期接触高温的环境。日常生活环境中的有害物质,如油漆、农药、工业废物,以及长期与铅等重金属接触,均会对男性生殖系统造成损害。X射线和 γ 射线可使睾丸生精功能受损,即使是少量的照射也可使精子数量减少、精子畸形率增加;近年来还发现,无线电波、微波、紫外线、超声波、激光等电滋波均可影响男性的生精功能,因此应避免不必要的拍片及 CT 等检查。化疗药物、农药、杀虫剂、油漆、甲醛、苯、部分食品添加剂和防腐剂、部分食品包装塑料、重金属(如铝、铅、镉、汞等)、电焊、印刷和塑料制造等工作环境,可能会造成精子数量和活力下降、畸形率和 DNA 碎片率升高,应尽量避免接触。正常情况下,阴囊温度比体温要低 2℃,这为睾丸的生精提供了良好的环境,温度过高不但会导致睾丸生精功能下降,而且会影响精子的活力,因此要避免长期接触高温的环境,如经常泡温泉、洗桑拿、长期在锅炉等高温下作业、将笔记本电脑直接放在膝盖上。应选择宽松的内裤,保持下身环境的透气、舒畅,因为内裤太紧会对睾丸形成压迫、产生较高的温度,从而导致精子生成障碍,可引起不育。

最后,还要保持良好的精神状态及乐观的心态。长期处在抑郁、忧虑等精神高度压抑的状态,会导致下丘脑—垂体—睾丸性腺轴的功能紊乱,影响睾酮的正常分泌,引起内分泌紊乱,致使生殖能力下降。

当然，在日常生活中，每天睡前清洗外阴有利于健康。阴囊、阴茎皮肤皱褶多、汗腺多，尤其是穿化纤内裤时通风不良，汗液、残留尿液、粪渣均可污染局部，引起感染，严重者还可导致慢性前列腺炎。经常熬夜则会导致男性生殖内分泌紊乱和免疫力下降，引起性欲低下、阳痿、早泄等性功能障碍，容易患慢性前列腺炎和附睾炎。

男性应该进行适度的体育锻炼，每天运动半小时至1个小时，如慢跑或健步走，以增强体质。但是不要过于疲劳，因为激烈运动会使男性激素分泌紊乱和免疫功能下降。

充足和规律的性生活，不仅有利于男性保持良好的性功能，还可以提高自然怀孕成功率。希望自然怀孕的夫妇，只要女方不在月经期，应坚持每隔3～4天过1次性生活。建议女方用试纸等方法监测排卵，在女方排卵期，每天或隔天过1次性生活，可以提高自然怀孕的成功率。

第七章　解读急病管理

　　目前,各大医院都在积极建设胸痛、卒中、创伤、危重孕产妇救治、危重儿童和新生儿救治五大中心,其目标是急病快速救、慢病规范治。国家卫健委要求,通过医院急诊急救"五大中心"和基层"救治单元"建设,构建急危重症救治体系和院前院内信息共享网络,打造现代化大急诊就诊平台,为病人提供医疗救治绿色通道和"一站式急救"服务,重点提升急危重症救治能力,实现大病、急病不出县。

第一节　急性心梗管理

　　心肌梗死的常见诱因包括过劳、暴饮暴食、便秘、吸烟、大量饮酒、情绪激动和寒冷刺激。我国的心梗病人中,超过半数有吸烟史(54.4%)、超重或肥胖(53.9%)和高血压(51.2%),其次为糖尿病(19.5%)和血脂代谢异常(7.7%)。值得注意的是,91.3%的心梗病人有一个以上可纠正的心血管危险因素。另外,76.2%的病人经常进食油腻食品,79.6%的病人缺乏运动。

一、早期康复运动的意义

　　早期康复运动可减少长期卧床的不利影响,减少病死率,减少冠脉不良事件的复发,提高运动能力,改善病人的身心状态,延缓冠心病的发展进程,缩短住院时间、降低治疗费用。其目的有三个:一是通过早期活动以保持现有的功能水平、防止"废用"的出现,解除焦虑和抑郁,并安全地过渡到生活自理阶段;二是评估心脏和整个身体对活动和运动的耐受程度;三是对病人和家属进行宣教和咨询答复,为出院后的居家康复打好基础。

二、早期的离床活动

(1)适应证:病人生命体征稳定,静息心率≤110 次/分,无明显心绞痛、心衰、严重心律失常和心源性休克,无严重合并症。

(2)方法:早期离床 7 步程序。病情不严重、无合并症,且对每一步程序都反应良好的病人,每步程序只需要 1~2 天,通常 7~10 天即可出院。若病情较重、有合并症,或对程序的某一步有异常反应,应将每一步或某一步延长,直到不再出现异常反应,再向下一步进行。对不稳定型心绞痛、有严重合并症(如严重感染、糖尿病、血栓和栓塞症、急性心包炎、呼吸功能或肾功能衰竭等)和并发症(如严重心律失常、心源性休克、心衰等)的病人,应推迟到病情稳定后再开始进入程序。

第 1 步:床上练习腹式呼吸 10 分钟,每天 1 次;非抗阻腕关节和踝关节主动或被动活动 10 次,每天 1 次;床上靠坐 5 分钟,每天 1 次。同时进行科普宣教和心理调整。

第 2 步:床上练习腹式呼吸 20 分钟,每天 1 次;非抗阻腕关节和踝关节主动或被动活动 20 次,每天 1 次;抗阻腕关节和踝关节活动 10 次,每天 1 次;床上靠坐 10 分钟,每天 1 次;床上不靠坐 5 分钟,每天 1 次。宣教内容包括介绍康复小组、康复程序、戒烟,发放宣传资料,并准备转入一般病房。

第 3 步:床上练习腹式呼吸 30 分钟,每天 1 次;非抗阻腕关节和踝关节主动活动 30 次,每天 1 次;抗阻腕关节和踝关节活动 20 次,每天 1 次;非抗阻膝关节和肘关节活动 10 次,每天 1 次;在别人帮助下自己进食、洗漱和坐厕;床上靠坐 20 分钟,每天 1 次;床上不靠坐 10 分钟,每天 1 次;床边有依托坐 5 分钟,有依托站 5 分钟。宣教内容包括介绍心脏的解剖和功能、动脉硬化的发生和发展等。

第 4 步:床上练习腹式呼吸 30 分钟,每天 2 次;非抗阻腕关节和

踝关节主动活动 30 次,每天 2 次;抗阻腕关节和踝关节活动 30 次,
每天 1 次;非抗阻膝关节和肘关节活动 20 次,每天 1 次;抗阻膝关节
和肘关节活动 10 次,每天 1 次;独立进食,在别人帮助下洗漱和坐
厕;床上靠坐 30 分钟,每天 1 次;床上不靠坐 20 分钟,每天 1 次;床
边有依托坐 10 分钟,无依托坐 5 分钟,有依托站 10 分钟,无依托站
5 分钟,每天 1 次;床边行走 5 分钟,每天 1 次。进行冠心病危险因
素及其控制的宣教。

　　第 5 步:抗阻腕关节和踝关节活动 30 次,每天 2 次;非抗阻膝关
节和肘关节活动 30 次,每天 1 次;抗阻膝关节和肘关节活动 20 次,
每天 1 次;独立进食、洗漱和坐厕;床上靠坐 30 分钟,每天 2 次;床上
不靠坐 30 分钟,每天 1 次;床边有依托坐 20 分钟,无依托坐 20 分
钟,有依托站 10 分钟,无依托站 10 分钟,每天 1 次;床边行走 10 分
钟,走廊行走 5 分钟,每天 1 次。介绍健康合理的饮食及能量消耗等
方面的知识。

　　第 6 步:非抗阻膝关节和肘关节活动 30 次,每天 2 次;抗阻膝关
节和肘关节活动 30 次,每天 1 次;独立进食、洗漱和坐厕;床上不靠
坐 30 分钟,每天 2 次;床边有依托坐 30 分钟,无依托坐 20 分钟,有
依托站 30 分钟,无依托站 20 分钟,每天 1 次;床边行走 20 分钟,走
廊行走 10 分钟,每天 1 次;下一层楼 1 次。宣教内容包括心血管病
再发时的对症处理(用药、运动、手术),以及回家后的生活方式调整。

　　第 7 步:抗阻膝关节和肘关节活动 30 次,每天 2 次;独立进食、
洗漱和坐厕;床边有依托坐 30 分钟,每天 2 次;无依托坐 30 分钟,无
依托站 30 分钟,每天 1 次;床边行走 30 分钟,走廊行走 20 分钟,每
天 1 次;下一层楼,每天 2 次,上一层楼,每天 1～2 次。进行出院前
教育,包括出院后有关药物、饮食、活动自我监测、心理调整、家庭生
活、复工问题、回归社会等方面的建议。

　　需要注意的是,康复治疗方案必须根据病人个体化的原则制定。
对无并发症或并发症已经得到控制且病情稳定的病人,在进行有关
知识宣教的同时,按照康复程序逐渐开始低负荷(1～2METs)的活

动,如肢体被动运动和主动运动、床上或床边洗漱、进食等。在转入普通病房后,逐渐开始步行、上下楼梯、踏车等活动。早期活动要缓慢进行,时间要短,逐渐增加活动量,直到完成整个康复程序。如病人在训练过程中没有不良反应,运动中心率增加<10次/分,次日训练可以进入下一阶段;运动中心率增加在20次/分钟以内,则需要继续同一级别的运动;心率增加超过20次/分钟或出现任何不良反应,则应该退回到前一阶段的运动,甚至暂停运动锻炼。

三、出院后的家庭康复计划

(1)了解病人及其家属对冠心病(特别是心梗)的认识和了解程度;交代如何改善病人和家庭的生活方式。

(2)减轻病人的恐惧、焦虑和抑郁状态,使其重新树立恢复正常生活的信心。

(3)详细介绍运动处方:合适的运动量(以自我监测的心率为指标)、每天运动的时间、每周训练的频率以及运动的方式、方法等。交代回家后如何进行一般的身体活动,如何减少能量的消耗,如何在活动中进行自我监护,万一发生紧急情况时如何处理等。

(4)教会家属掌握心肺复苏技术。

(5)强调在家中坚持运动训练的重要性,并向病人和家属交代相关注意事项。

四、饮食管理

(1)限制热量摄入,以减轻心脏负担。心肌梗死尤其是发病初期,应以流质饮食为主,并避免过冷或过热的膳食。随着病情好转,可适当增加半流食,并逐步增加热量,允许进食适量的瘦肉、鱼类、水果等。应注意保持胃肠道通畅,以防大便时因过度用力而加重病情。

(2)饮食应平衡、清淡且富有营养,以改善体质。应避免过量和刺激性的食物,不饮浓茶、咖啡;避免进食大量脂肪,因为有可能因餐后血脂增高、血液黏度增加,导致血流缓慢、血小板聚集而形成血栓。

（3）注意钠、钾平衡，适当增加镁的摄入。

（4）脱脂食品可防治心肌梗死的发生。在德国，"降低了胆固醇含量，也就降低了心肌梗死的患病风险""少吃肥肉，健康长寿"这类说法广受欢迎。

（5）食物细软、少食多餐。平素要吃易消化、半流质的软食。同时，一日进餐 4～5 次，每次的量不宜过多。否则会由于腹部胀满，腹腔器官血流相对增加，反射性地使冠脉血流相对减少，易诱发心律失常、心力衰竭、心绞痛，并加重心肌梗死的程度。

（6）补充微量元素和维生素 C。微量元素中的镁、碘对降低胆固醇有重要作用。维生素 C 具有防止出血、促进创面愈合、增强血管弹性的作用。含丰富维生素 C 的食物主要是水果和蔬菜，尤其是草莓、西红柿、新鲜大枣、猕猴桃等。海产食物中的海带、紫菜、海蜇、鱼、虾等含碘量较多，而镁在绿叶蔬菜中含量较多。

第二节　介入和外科术后管理

手术后仍会面临一些问题：

（1）不能逆转或延缓一些疾病的生物学进程。

（2）复发或再发。

（3）血栓形成，栓塞事件发生。

（4）症状改善不明显。

（5）危险因素不能消除。

（6）许多病人存在运动耐量下降、运动不足或运动不当。

（7）精神压力大、焦虑抑郁高发。

（8）二级预防不规范、不达标。

（9）病人的依从性差等。

一、术后合理的运动方案

（1）康复应该从手术前即开始，这主要是为了增强体质和改善器官的功能。具体的运动方法如下：

①建议病人术前每天进行深呼吸、咳嗽练习，以及简单的力量练习，如上肢握拳练习、卧床交替抬高下肢练习、促进肺活量增加的练习。

②一般术后 1 天就可以撤除呼吸机，开始康复治疗；术后 2～3 天，可在家属的帮助下抬高下肢，做握拳练习等；术后 4～7 天，可在医生的指导下进行床上和床边的运动。

（2）对于刚出院的病人来说，如没有并发症和合并其他疾病，需合理安排运动：

①每天 25 分钟低强度训练：前后各 10 分钟慢走，中间 5 分钟稍加快速度。

②每周运动 5 天左右，感觉略有气促即可。不要冒进，有明显不适时应停止运动。

③第 2 周如果没有不适，可将运动时间增加到 30 分钟：前后各 10 分钟慢走，中间 10 分钟稍快走。以后每周或每 2 周将中间稍快走的时间增加 5 分钟。

④1 个半月左右实现每天运动 1 次，每次 50 分钟：也就是前后各 10 分钟慢走，中间快走时间达到 30 分钟。

应该这样认为，没有成功的手术，康复无从谈起；而没有完善的康复，手术也不能完成治疗链的闭合。康复是高质量手术的完美延续，两者是一个链条上的两个重要环节。临床成功不仅仅是指手术成功，病人回归到正常的生活和工作、回归正常的家庭生活和职场才是真正的成功。只有兼顾疾病急性期管理及后续的康复管理，在管理上更加重视治疗后的预防和康复，并把康复纳入到预防、诊断、治疗的一系列医疗过程之中，才能弥合裂痕，完成从传统医学模式到新模式的转变，才能更好地应对慢病防控的严峻挑战，最终达到服务病人、造福大众的目的。

二、术后饮食的注意事项

（1）尽量避免情绪波动,保证睡眠质量;清淡饮食,多吃富含维生素的新鲜蔬菜和水果,多喝水,尽量少吃油腻辛辣和刺激性食物,不可吸烟与喝酒。

（2）要以易消化、有营养的饮食为主,要多补充优质的蛋白质,如鱼肉、禽蛋、豆制品、奶制品等。

（3）少吃产气多的食物,如红薯、土豆、玉米等。

第三节　急性脑血管疾病管理

有研究显示,脑卒中病人经康复治疗后,第一年约 60％可生活自理,20％需要一定的帮助,15％需要较多的帮助,仅 5％需要全部的帮助。

一、脑血管病病人需要心肺康复的原因

（1）不容忽视的制动原因:长期卧床会减少横膈的活动,使肺泡发生萎陷,肺血流量减少,肺的通气/灌流比例失调,生理死腔增加,从而加重呼吸功能障碍。同时,卧床使痰液集聚在肺底部,造成排痰困难,容易发生肺部感染。卧床后血容量减少,静脉血栓和肺栓塞的发生率高,同时痰液的黏滞度也较高,加剧了排痰困难。

（2）脑卒中病人常伴有冠心病、高血压、高血糖、肥胖、血脂代谢紊乱等并发症。

（3）卵圆孔未闭与脑血管疾病（偏头痛、卒中、减压病、眩晕等）有关。

（4）呼吸功能明显减退。

二、早期康复的流程

(1)实施早期坐位能力、进食能力的训练,为离开卒中病房或监护病房进行下一步康复打下基础。这段时间一般为 7 天左右。

(2)早期训练后病人被转移到普通病房或康复科作进一步的康复治疗。这个阶段以康复治疗为主,临床治疗为辅。康复治疗的目的是提高病人的肢体运动功能及日常生活能力,如站立的平衡性训练、步行能力训练及自行进食、如厕、洗澡、整容洗漱、交流能力等训练。这段时间一般为 20 天左右。

(3)绝大多数病人经过以上训练后可达到生活自理,回归家庭。其中 80% 的病人可转到社区/居家进行进一步的康复训练,另 20% 尚不能完全自理的病人可直接转到专科康复中心/养护中心进行康复治疗。这段时间一般为 2 个月左右。

三、康复的目标

康复是为了达到下列 9 项目标(包括身心功能的恢复、防并发症、防脑卒中再发等方面):

(1)身体功能恢复。

(2)避免挛缩形成。

(3)预防褥疮形成。

(4)运用健肢处理日常生活。

(5)训练患肢使其改善或提高功能。

(6)行走训练。

(7)心理、社会和职能的重建。

(8)其他症状的处理。

(9)预防脑卒中的再次发生。

四、饮食调理

(1)多吃碱性食物。大米、面粉、肉类、鱼类、蛋类等属于酸性食物,而蔬菜、水果、牛奶、山芋、土豆、豆制品及水产品等属于碱性食物。

(2)低钠饮食。少吃酪氨酸高的食物(如奶酪等),多吃含钾的食物,如香蕉、杏子、红枣、鱼、瘦肉等。其他降脂降压的食物包括小米、荞麦、燕麦、山楂、海带等。

(3)每日进食总量不宜过多,并减少油脂的摄入。油炸和动物脂肪类都应当少吃,主食的选择要粗细搭配。

(4)膳食安排时要考虑病人的吞咽障碍。

第四节　急性静脉血栓栓塞症管理

静脉血栓栓塞症(VTE)是一种常见的、易漏诊、死亡率高、代价高昂的疾病,包括下肢静脉栓塞(DVT)和肺血栓栓塞(PTE)2类,具有多种风险因素,特别是可改变的风险因素(如不动、肥胖和吸烟)。内科住院病人如不采取血栓预防措施,VTE 的患病率为 $4.96\%\sim14.90\%$,约 5% 可能是致死性肺栓塞。在监护病房中,VTE 的患病率更高,达 $28\%\sim33\%$。另外,恶性肿瘤病人发生 VTE 的风险较普通患者至少增加 6 倍,并导致其生存率下降;急性心梗病人为 2%,慢性心力衰竭病人为 26%,脑卒中偏瘫病人为 $30\%\sim50\%$。

调查结果显示,国际上住院的 VTE 高危病人中仅 $39\%\sim40\%$ 进行了预防。我国内科 VTE 高危病人接受预防的仅为 $13.0\%\sim20.2\%$,其中 ICU 的 VTE 预防比率为 16.9%,COPD 急性期病人 VTE 预防率为 26.6%。所以,国家卫健委和医学会都在各医院开展 VTE 防治项目。

90% 肺栓塞病人的血栓来自下肢静脉,80% 的肺栓塞病人起病时无临床症状,$2/3$ 的肺栓塞病人在 2 小时内发生血栓性死亡。

VTE 的高危人群包括:

(1)髋部骨折及术后。

(2)下肢骨折及术后,尤其是在术中应用止血药者。

(3)原发性下肢血管疾病。

(4)高龄、女性、吸烟、糖尿病、肥胖。

(5)心功能不全和既往有 DVT 史。

(6)长期卧床的病人。

高危人群如果没有采取预防措施,患下肢深静脉血栓的机会为 40%~80%。VTE 的预防措施包括:

(1)戒烟,控制原发病,控制血压、糖尿病和减重。

(2)偏瘫病人应避免患侧输液。

(3)尽量避免下肢输液。

(4)尽量避免静注血管刺激性药物。

(5)避免在同一静脉进行多次穿刺。

(6)穿刺部位如出现炎症反应,应立即重建静脉通路。

(7)尽量减少扎止血带的时间。

(8)推广普及留置针套管。

(9)高危人群术后常规抗凝治疗。

(10)避免滥用止血药。

(11)器械预防:可采用气动压迫或使用分级弹力袜等,许多学者认为,联合应用分级弹力袜和低分子量肝素的效果更佳。

最重要的是鼓励病人早期下床活动:

(1)被动运动:卧床、术毕即可按摩比目鱼肌和腓肠肌,做踝关节被动运动,尤其是左侧肢体。

(2)主动运动:卧床开始、清醒后或术后 6 小时,主动做踝泵运动,每次 5~10 分钟,每天 4~6 次。如病情允许,可做膝关节屈伸运动。每小时做 20~30 次深呼吸运动。

踝泵运动包括屈伸和绕环 2 个动作。屈伸动作:平卧或坐于床上,大腿放松,然后缓慢地尽最大角度地做踝关节跖屈动作(向上勾起脚尖,让脚尖朝向自己),维持 10 秒左右,之后再向下做踝关节背伸动作,让脚尖向下,保持 10 秒左右,循环反复地屈伸踝关节。目的是让小腿肌肉能够持续收缩。绕环动作:踝关节跖屈、内翻、背伸、外翻组合在一起的"环绕运动",按顺时针、逆时针 2 个方向,交替进行。

第五节　偏头痛管理

偏头痛是临床最常见的原发性头痛,也是一种常见的慢性发作性神经血管疾患。表现为反复发作的、多为单侧的中重度搏动样头痛,伴有恶心、呕吐、畏光、畏声及疲乏无力等症状。少数典型病例发病前有视觉、感觉和运动障碍等先兆。其发作可能与多种因素有关,如各种理化因素、精神因素、内分泌和代谢因素等。

一、偏头痛发生的主要原因

(1)遗传因素:约 60% 的病人有家族史,有些偏头痛病人的家庭成员患有癫痫,推断该病与遗传有关,但尚无一致的遗传形式。先天性卵圆孔未闭也可引起偏头痛,而且有较高的发病率。

(2)内分泌因素:偏头痛多见于青春期女性,在月经期发作频繁,妊娠期停止发作,分娩后再发,而更年期后逐渐减轻或消失。

(3)饮食因素:经常食用奶酪、巧克力、刺激性食物或抽烟、喝酒的人易患偏头痛。

(4)其他因素:情绪紧张、精神创伤、忧虑、焦虑、饥饿、失眠以及气候变化均可诱发偏头痛。

(5)药物因素:如谷氨酸钠、硝酸酯类、咖啡因、硝酸甘油、避孕药等。

偏头痛好发于有家族史的人群、青春期女性,以及患有抑郁、焦虑、哮喘或癫痫的人群。

二、偏头痛的治疗与用药

偏头痛的治疗目的是减轻或终止头痛发作,缓解伴发症状,预防头痛复发。治疗包括药物和非药物治疗(包括封堵术)两个方面。非药物治疗主要是加强宣教,使病人了解偏头痛的发病机制和治疗措施,帮助病人确立科学、正确的防治观念和目标,保持健康的生活方式,寻找并避免各种偏头痛的诱因。

使用麦角胺类、普坦类、苯噻啶等药物治疗时应注意:

(1)有以下疾病者禁用:周围血管疾病,心肌梗死,冠心病,未控制的顽固性高血压,严重肝肾功能不全,持续低血压、休克、败血症,偏瘫性或椎基底动脉性偏头痛。孕妇和哺乳期妇女也禁用。

(2)有以下情形者慎用:有脑血管意外的危险因素,肝肾功能异常,有脑卒中病史或脑组织损伤,有冠心病的危险因素。

(3)正使用其他血管收缩药或升压药,24小时内使用过其他麦角类药或 S-HT 受体激动剂的病人禁用。

(4)双氢麦角胺口服吸收不佳,故治疗偏头痛时多采用注射的方式,但冠心病病人应口服给药。

(5)麦角胺不能预防和根治偏头痛,通常宜在头痛发作时短期使用,长期应用会增加坏疽的发生率。

(6)为防止产生依赖,麦角胺每周用药不宜超过 2 日,更不可滥用。麦角胺用量过大时可见恶心、肌无力、胸痛等症状;急性中毒时则表现为精神错乱、嗜睡、手足灰白发冷、感觉障碍,甚至因昏迷、呼吸麻痹而死亡。过量和中毒时的治疗:催吐或洗胃;使用活性炭或泻药;监测生命体征,抽搐者可静脉给予地西泮;严重低血压时可给予血管加压药,还可使用抗凝药。慢性中毒的症状类似痴呆,停药后可自行恢复。

(7)舒马普坦不能长期应用或作为预防性用药,用药前必须明确诊断,要排除其他潜在的神经系统疾病和心血管病。

(8)长期使用舒马普坦可使角膜上皮细胞产生混浊。

(9)锂盐治疗者应禁用,用药后不宜驾驶机动车或操作机械。

(10)苯噻啶毒性较小,可长期服用。连续给药半年后可暂停半个月至 1 个月,以观察停药后的效果,避免药物在体内蓄积。如病情发作,可继续使用。

三、宣教内容

(1)治疗偏头痛最好禁用阿片类药物,以降低由于药物使用过度而引起头痛的风险。

(2)告知病人,有几种因素可促使偏头痛发作,包括焦虑、过度紧张、疲劳、精神压力过大、睡眠方式改变、强光刺激、饥饿、某些食物(红酒等)和月经期。生活中注意避免这些诱因,偏头痛发作频率就会下降。

(3)注意药物之间的相互作用和服用此类药物的剂量、服药时间。

(4)嘱病人服药期间勿吸烟,否则可因药物作用导致血管痉挛。

(5)嘱病人服药后不可驾驶机动车或操作机械。

(6)嘱病人服药 72 小时内不得服用葡萄柚汁,否则会增加药物的血药浓度。

第六节　意外伤害管理

意外伤害已成为世界各国 0～14 岁儿童的第一"杀手"。我国儿童死亡原因中 26.1% 为意外伤害,而且这个数字还在以每年 7%～10% 的速度上升。据不完全统计,近几年我国每年有 1 万多名中小学生因食物中毒、溺水、车祸等事故而死亡,平均每天有一个班的孩子因意外事故而过早地离开人世。

人生的第一课应该是学习生存的常识,学会自我保护的方法,学会自救和他救的技能。遇到意外伤害发生时,不要惊慌失措,要保持镇静。在周围环境不危及生命的条件下,一般不要轻易搬动伤员。

一、心肺复苏

对呼吸困难、窒息和心跳停止的伤病员,立即置头于后仰位、托起下颌、使呼吸道畅通,同时施行人工呼吸、胸外心脏按压等复苏操作,原地进行抢救。

1. 操作步骤

(1)救助人员跪在病人身体的一侧,两腿打开,与肩同宽。

(2)将手放在病人肋骨与胸骨会合的心窝处。

(3)将一只手的中指放于病人的心窝处,食指与中指并拢,放在胸骨上进行定位。将另一只手的掌根紧靠在定位的食指旁,使掌根正好置于胸骨的中线上。

(4)在掌根位置固定好之后,将之前放于心窝处的那只手重叠其上。

(5)将重叠在一起的两手手指翘起,双臂伸直,用自身体重的力量来进行按压。

(6)在按压时,应将成年病人的胸骨下压5～6cm;1～8岁患儿按压深度为4～5cm;1岁患儿按压深度为2～3cm;在放松时,救助人员的手不可移动位置。

(7)救助人员连续做15次按压后,做2次人工呼吸。按压的速度为每分钟90次,人工呼吸每5秒一次。

(8)救助人员在做按压时,口中最好数一下、两下、三下……在念"一"的时候,手往下压,在念"下"的时候,手放松,如此反复。

(9)在实施按压1分钟后,应检查病人的脉搏和呼吸是否恢复。如没有恢复,重复做胸外按压,一直做到病人的呼吸和脉搏恢复,或专业医护人员到达后,方可停止。

2. 注意事项

(1)首先要确定病人确实已经失去了意识才可实施心肺复苏。

(2)在实施心肺复苏之前,应先将病人移到安全区域。

(3)使病人以仰卧的姿势平躺在地板或地面上,这样可以确保在对病人实施心肺复苏时病人不乱摇动。

（4）要保持病人的呼吸道通畅，做人工呼吸前应先清除病人口中或呼吸道的分泌物及异物。若病人戴有假牙，在进行人工呼吸前，应先将假牙摘下。

（5）进行人工呼吸时，救助人员的吹气量应为成年人深呼吸的正常量。

（6）若病人的舌头出现后坠现象，应将病人的舌头拉出，以防舌头堵住气管引起窒息。

（7）为防止传染疾病，救助人员在做人工呼吸之前，可用纸巾盖在病人的嘴上。

胸外心脏按压最常见的并发症就是肋骨骨折，可能会造成内脏损伤，或引起内脏穿孔出血。尤其是老年人，因为骨质疏松和胸廓弹性下降，更容易发生肋骨骨折。在进行胸外心脏按压时，一定要掌握正确的方法和合适的力度，因此平时要认真练习。

二、止血

出血是创伤后的主要并发症之一，成年人出血量超过 800～1000mL 就可引起休克，危及生命。

介绍 6 种有效止血方法：

（1）一般止血法：针对小的创口出血。需用生理盐水冲洗消毒患部，然后覆盖多层消毒纱布、用绷带包扎。如果患部有较多毛发，在处理时应剪、剃去毛发。

（2）指压止血法：只适用于头面颈部及四肢的动脉出血急救。注意压迫时间不能过长。

（3）屈肢加垫止血法：当前臂或小腿出血时，可在肘窝、膝窝内放纱布垫、棉花团或毛巾、衣服等物品，屈曲关节，用三角巾作"8"字形固定。骨折或关节脱位者不能使用。

（4）橡皮止血带止血：掌心向上，止血带一端由虎口拿住，一手拉紧，绕肢体 2 圈，中、食两指将止血带的末端夹住，顺着肢体用力拉下,压住"余头",以免滑脱。注意使用止血带时要加垫,不要直接扎在皮肤上。每隔 45 分钟放松止血带 2～3 分钟,松时慢慢用指压法代替。

（5）绞紧止血法:把三角巾折成带形,打一个活结,取一根小棒穿在带子外侧绞紧,将绞紧后的小棒插在活结小圈内固定。

（6）填塞止血法:将消毒的纱布、棉垫、急救包填塞或压迫在创口内,外用绷带、三角巾包扎,松紧度以达到止血为宜。

三、交通意外伤害预防

2021 年我国机动车交通事故发生次数为 21 万次,死亡人数为 6 万余人,受伤人数为 25 万余人。在一般的交通事故中,由于车辆和道路本身原因的不到 5%,95% 以上是由违章行为造成的。

交通安全教育要从孩子抓起,要鼓励青年人提前学习驾驶技术,并养成遵纪守法的好习惯:不超速行驶、不酒后驾驶、不违章行驶、不闯红灯、不超载行驶、不开赌气车;身体状况不佳时不开车;驾驶技术不熟练时,一定要在车的外面贴"新手上路"贴纸。

四、老年人跌倒预防

跌倒对于老年人的影响极大,不但有可能导致骨折、伤残,还有可能导致死亡,所以预防是最重要的。

一要注意居住环境。环境对于老年人的安全影响极大,应尽可能做到灯火通明,开关容易找到;地面应平整,过道要保持通畅,不要堆积杂物;家具要尽可能选择设计简单的款式,摆放时要注意中间留有一定间隙;马桶、淋浴间、浴缸等应该选择无障碍设计类型,让老年人可以在最舒适的环境中生活;将日常用品放在老年人易取处;教会老年人操作床头灯和呼叫器,并放于易取处;老年人活动的时候要有专人陪护;老年人衣服大小适当,穿防滑鞋;指导老年人改变体位时,应停 30 秒,防止体位性低血压的发生。

二要及时治疗疾病。如果老年人的听力和视力出现异常,会大大增加意外跌倒的概率,因此建议老年人及时到医院就医。

三要积极主动锻炼。通过锻炼可以有效地改善肢体的活动能力,使得自身老化的速度减慢,因此建议老年人养成良好的运动习惯。

五、自杀预防

对于有自杀行为和自杀意念的病人,应该及时、积极地提供预防自杀的措施。全世界有近 100 万人死于自杀,自杀率为 16/100000。自杀未遂率则是自杀死亡率的 8～20 倍,为 100～300/100000。

要注意 8 个自杀高危因素:抑郁症状分数高,以前有过自杀企图,急性应激事件,生活质量低,慢性应激,严重的人际冲突,有自杀行为的亲属,有自杀行为的朋友。有以上 2～3 个危险因素者自杀的可能性为 30%,有以上 4～5 个危险因素者自杀的可能性为 85%,有6 个以上危险因素者自杀的可能性为 96%。

病人的自杀意图或行为往往较为隐蔽,很难预防。应当密切关注有自杀风险病人的病情变化,加强监护。如果病人有自杀企图或行为,应保证 24 小时陪伴监护,并尽早住院监护和治疗。

(1)有抑郁症和精神分裂症的企图自杀的病人应以电抽搐治疗联合药物治疗为主,辅以心理治疗。

(2)物质滥用者(如乙醇中毒和吸毒)应以戒酒、戒毒治疗为主,辅以心理治疗。

(3)器质性精神障碍病人以治疗原发病为主,辅以药物和心理治疗。

(4)人格障碍、分离障碍和心理因素所致的自杀企图者应以心理治疗为主,辅以药物治疗。

应当及时处理自杀未遂引起的身体损害,并及时作进一步的自杀危险性评估,采取相应措施,防止再度自杀。

六、溺水预防

据世界卫生组织估计,每年有 37 万人死于溺水,溺水发生率最高的是 1～4 岁的儿童,其次是 5～9 岁的儿童。我国每年有 5.7 万人溺水死亡,相当于每天有 150 多人。

我国溺水死亡率为 8.77%,其中青少年占 56.58%,是 0～14 岁这个年龄段的第一死因,农村地区尤为突出。溺水在发达国家多见于游泳池,而我国与其他发展中国家则以江、河、湖、塘及水井为多。

所以,青少年应在成年人带领下学会游泳;不要独自在河边、山塘边玩耍;不去非游泳区游泳;不会游泳者,不要游到深水区,即使带着救生圈也不安全;游泳前要做适当的准备活动,以防抽筋。

溺水时的自救方法:

(1)不要慌张,发现周围有人时立即呼救。

(2)放松全身,让身体飘浮在水面上,将头部浮出水面,避免用脚踢水,防止体力丧失,等待救援。

(3)身体下沉时,可将手掌向下压。

(4)如果在水中突然抽筋,又无法靠岸时,立即求救。

(5)如周围无人,可深吸一口气潜入水中,伸直抽筋的那条腿,用手将脚趾向上扳,以解除抽筋。

七、烧烫伤预防

我国烧伤年发病率为 1.5%～2%,即每年约有 2000 万人遭受不同程度的烧伤,每天大约就是 7 万人,其中约 5% 的烧伤病人需要住院治疗。烧伤人群中 30% 以上是儿童,而 0～5 岁的儿童烫伤占 70% 左右。家长的疏忽大意和安全意识差是主要原因。烧伤儿童中,49% 出现残疾,8% 是终身残疾。

据统计,每年因意外伤害的死亡人数中,烧伤仅次于交通事故,排在第二位,而且在交通意外伤害中也有大量伤员合并烧伤。

预防措施:

（1）家中暖瓶、饮水器应放在高处或孩子不易碰到之处。

（2）洗澡、洗脚时先放冷水、再放热水。

（3）电器插座要置于高处或加盖，使孩子不易碰到。

（4）电饭煲等热容器使用时不要放在地上和低处。

（5）不要让孩子单独燃放烟花爆竹。

（6）家中煤气炉、酒精炉须定期检修，消除故障。使用时必须有人照看。

（7）使用蚊香、香烛时，应远离易燃的地板、桌子，远离地毯、窗帘、床上用品等易燃物品。

（8）不随意丢烟头。

（9）不徒手接触强力清洁剂，如碱水、除污粉等。

（10）打雷闪电时不要到树下躲避或站在路边站牌旁，更不要在这些地方使用手机。

（11）不要站在潮湿的地面上接触带电体，也不要湿手触摸电器等。

一旦发生了烧烫伤，急救处理原则包括：去除伤因，保护创面，防止感染，及时送医。

轻度烧烫伤"冲、脱、泡、盖、送"五字处理程序：

（1）冲：将伤处冲水或浸于水中，如无法浸水，可用冰湿的布敷于伤处，直到不痛为止（10～15分钟）。

（2）脱：除去伤处的衣物或饰品，若被粘住了，不可硬脱，可用剪刀小心剪开。

（3）泡：将患处浸泡于水中（若发生颤抖现象，须立刻停止泡水）。

（4）盖：用干净纱布轻轻盖住烧烫伤部位，如果皮肤起水泡，不可刺破。

（5）送：送医院，避免用有色药物（碘酊、龙胆紫）涂抹创面，也避免用酱油、牙膏、蜜糖涂抹伤口，以免增加伤口处理难度。

如果受伤情况严重，烫伤面积大、深度深，皮肤有破损的烧烫伤，最好到专门的医院就诊，以免贻误治疗。

八、触电预防

触电是电击伤的俗称,通常是指人体直接触及电源或高压电流通过人体时引起的组织损伤和功能障碍,严重者可发生心跳和呼吸骤停。超过 1000V 的高压电还可引起灼伤,雷击就属于高压电灼伤范畴。

引起电击伤的原因很多,主要有缺乏安全用电知识,安装和维修电器、电线不按规程操作,电线上挂吊衣物等。高温、高湿和出汗使皮肤表面电阻降低,容易引起电损伤。意外事故中电线折断落到人体、雷雨时大树下躲雨或用铁柄伞而被闪电击中,都可引起电击伤。

现场救治应争分夺秒,首要任务是切断电源,迅速脱离。常用方法有关闭电源、挑开电线。

(1)关闭电源:若触电发生在家中或开关附近,迅速关闭电源开关或拉开电源总闸刀是最简单、安全而有效的方法。

(2)挑开电线:用干燥木棒、竹竿等将电线从触电者身上挑开,并将此电线固定好,避免他人触电。

(3)斩断电路:若在野外或远离电源开关的地方,尤其是雨天,不便接近触电者以挑开电源线时,可在现场 20 米以外用绝缘钳子或干燥木柄的铁锹、斧头、刀等将电线斩断。

(4)"拉开"触电者:若触电者不幸全身趴在铁壳机器上,抢救者可在自己脚下垫一块干燥木板或塑料板,用干燥绝缘的布条、绳子或将衣服绕成绳条状套住触电者将其拉离电源。

在使触电者脱离电源的整个过程中,必须注意防止自身触电。

(1)必须严格保持自己与触电者的绝缘,不直接接触触电者,选用的器材必须有绝缘性能。若对所用器材绝缘性能无把握,则在操作时脚下垫干燥木块、厚塑料块等绝缘物品,使自己与大地绝缘。

(2)在下雨天气野外抢救触电者时,一切原先有绝缘性能的器材都会因淋湿而失去绝缘性能,须特别注意。

(3)野外高压电线触电,须注意跨步电压的可能性并予以防止,最好是选择 20 米以外切断电源;确实需要进出危险地带的,须以单脚着地的跨跳步进出,绝对不许双脚同时着地。

九、中毒预防

当外界某化学物质进入人体后,与人体组织发生反应、引起人体暂时或持久性损害的过程称为中毒。毒物进入体内后是否发生中毒,取决于多种因素,如毒物的毒性、性状、进入体内的量和时间、病人的个体差异等。

了解毒物进入体内的途径非常重要,因为我们可以根据中毒途径采取紧急的自救措施。

(1)经口进入体内:①误服毒物;②遭到投毒;③主动服毒(自杀)。

(2)经呼吸道进入体内:吸入毒气或含毒的气溶胶(空气中悬浮的微粒)。由于人的气体交换面积很大($60\sim120m^2$),毒物能在短时间大量进入体内,故经呼吸中毒者往往病情危重,危险性大。

(3)经皮肤、黏膜进入体内:①皮肤通常是一道良好的天然屏障,毒物并不容易通过皮肤进入体内,但下述三种情况下毒物比较容易通过皮肤进入:皮肤有破损;毒物在皮肤上长时间停留,特别是脂溶性毒物;天热出汗时皮肤毛孔扩张。②黏膜是薄弱环节,一旦染毒则容易进入体内。

(4)经注射进入体内:①吸毒者自己给自己注射;②医疗过程中误将错误种类或剂量的药物注入病人体内。

急性中毒现场自救的关键点包括:

(1)不要贸然进入中毒现场:所在环境中存在有毒气体时,会对急救人员构成生命威胁。因此进入中毒现场前应做详细的环境危险评估,同时做好防护准备。如不了解情况或没有防护措施,应呼叫增援,切勿轻率进入现场。只有首先保护好自己,才能有效地抢救中毒病人。

(2)迅速帮助病人脱离中毒环境:如果是一氧化碳中毒,应立即把病人移至室外或打开门窗,通风换气;对皮肤染毒者,要脱去染毒衣物,并用大量清水反复冲洗,对腐蚀性毒物的冲洗时间不能少于20分钟。

(3)减少毒物吸收及加速毒物排出:这一点尤为重要,一旦怀疑中毒,就要尽快采取排毒措施。排出的毒物越多,毒物就吸收得越少,中毒就越轻,就越能保住生命。反之,不少人对中毒病人不加排毒处理就送其去医院,以致毒物在送医院途中继续被吸收,结果导致病人中毒加重甚至死亡。非医护人员的急救者能够采取的措施主要有催吐和导泻。

(4)提供生命支持:保持病人呼吸道通畅,对昏迷者应采取稳定侧卧位,防止发生窒息;对心搏停止者立即实施心肺复苏,在不中断复苏的情况下送病人去医院;对于安眠药、阿片类中毒、处于呼吸极度抑制状态的病人,应在现场实施口对口人工呼吸。

(5)病人如服下腐蚀性毒物,如强酸或强碱等,应及时给病人服用有胃黏膜保护作用的液体,如牛奶、豆浆等。

(6)尽快送病人去医院,并为进一步检查提供证据,如病人身边剩下的药片及药瓶、病人的呕吐物、排泄物等。如为群体性中毒(3人以上),应尽快上报。

十、呼吸道异物预防

呼吸道异物是生活中常见急症之一。若有异物吸入史,或疑有异物吸入史,或有不明原因的支气管阻塞,以及久治不愈的肺炎及肺不张,均应考虑作支气管镜检查,以进一步明确诊断。若对某些异物误诊失治,将产生严重并发症,甚至危及生命。

常见的原因包括:

(1)儿童喜将小物置口中戏弄,每遇啼哭、欢笑、惊吓时突然吸气,稍有不慎即可吸入呼吸道。

(2)异物本身光滑,如汤圆、果冻、瓜子、花生米、豆类、小橡皮盖、塑料管、帽套等均易吸入呼吸道。

（3）工作和生活时的不良习惯，如成年人在工作时把针、钉等物咬在嘴里；呕吐时，头没有转向一侧，导致呕吐物吸入下呼吸道；边进食边说笑嬉戏、用口接抛出的食物等。

（4）老年人及某些疾病（脑血管病）的病人，进食及喝水时容易发生呼吸道异物阻塞。

呼吸道异物的急救方法，比较常用的就是中上腹部的加压法。当病人意识清楚时，让其取站立位或坐位，施救者从病人身后双手环抱其腰部，一手握拳放在病人上腹部，另一手紧握该拳头，快速向内、向上冲击腹部 6～8 次，可重复操作，直至异物排出。对于昏迷患者，可让其取仰卧位、头后仰，施救者正面骑跨在其面前，先进行 2 次口对口人工呼吸，然后将一手掌根放在病人上腹部，另一手交叉重叠其上，借助身体的力量，向上快速冲击腹部，同样一组 6～8 次，可重复操作，直至异物排出。

非紧急情况下，诊断明确后应尽快手术取出：对于气管内活动异物，若无明显呼吸困难，可用喉镜取出；支气管内异物可用支气管镜取出；异物较大、呼吸困难严重者，应先作气管切开术，然后经切口用支气管镜取出。

第八章 解读慢病管理

"健康是最大的财富!"

随着现代科学技术的快速发展,各行各业都高度专业化。医疗卫生这个行业也在朝着专业化的方向发展,这就导致我们在过去几十年里很容易认为,健康的责任主体是医院和医生。

所以大家都认为,只要能够很好地发展医学,建设更大的医院,引进更先进的设备,培养更多的医生护士,创造更好的就医环境和医疗条件,那么我们的健康就有保障了。

但是几十年过去了,我们猛然发现,病人比以前更多了,医生比以前更忙了。其实,在影响健康的诸多因素中,医疗条件只占到8%,其余92%都是在医院、医生之外的。所以我们将100%的健康希望都放在这个小小的8%上面,其本身就是一种不健康的想法,最后一定会很失望,一定会得到不健康的结局。

毋庸置疑,现代医学确实取得了很大的进步,但医学、医生和医院都不是万能的,真正能治愈的疾病少之又少,对于大多数慢病,药物仅仅起到一些辅助的作用。所以说,健康不可一味地依赖医生和医院,自己的预防和康复是至关重要的。近几十年的研究表明,只要采取积极的预防措施,就能减少一半的死亡。

人出生时,绝大多数是健康的,以后发生的疾病大多来源于不良的生活习惯,如吸烟、酗酒、生活起居无规律、营养不平衡(偏食/挑食)、高盐和多糖饮食、缺乏运动、情绪紧张、电子产品使用不当等。

健康的第一责任人就是我们自己。要知道,生活方式伴随人的一生,至关重要。所以说,良好的生活方式是最好的药,其效果远远超过得病后的救治。获得健康最简单也是最有效的方法、个人健康管理最日常也是最重要的策略,就是培养健康的生活方式。

另外,慢病管理的主阵地在基层。分级诊疗的内涵是在医共体背景下"基层首诊、双向转诊、急慢分治、上下联动",实现慢病、常见病、多发病的基层首诊和转诊,并构建布局合理、层级优化、功能完善、协同联动的城乡医疗卫生服务体系,提供科学、适宜、连续、高效的诊疗服务。

第一节　代谢综合征管理

一、成年人代谢综合征的诊断标准

(1)中心性肥胖(我国男性腰围≥90cm,女性腰围≥85cm)。

(2)合并以下4项指标中任意2项:

①甘油三酯(TG)≥150mg/dL,或已接受相应治疗;

②高密度脂蛋白胆固醇(HDL-C)<40mg/dL(男性),<50mg/dL(女性),或已接受相应治疗;

③收缩压≥130或舒张压≥85mmHg,或此前已诊断高血压或已接受相应治疗;

④空腹血糖(FPG)≥100mg/dL,或此前已诊断2型糖尿病或已接受相应治疗。

由于代谢综合征中的每一诊断要点都是健康的危险因素,它们的联合作用更强,所以有人将代谢综合征称为"死亡四重奏"(中心性肥胖、高血糖、高甘油三酯血症和高血压)。代谢综合征是一个整体概念,要求严格进行生活方式的干预(如减重、减轻胰岛素抵抗、增加体育锻炼和精神协调),降血糖、调脂和降压治疗同等重要。

二、代谢综合征的高危人群

(1)年龄≥50岁者。

（2）有1项或2项代谢综合征组成成分但尚不符合诊断标准者。

（3）有心血管病、脂肪肝、痛风、多囊卵巢综合征及脂肪萎缩综合征者。

（4）有肥胖、2型糖尿病、高血压、血脂异常，尤其是多项组合或代谢综合征家族史者。

（5）有心血管病家族史者。

三、生活方式改善

1. 减重

任何肥胖伴糖尿病的病人均需减肥，主要措施是控制饮食、改善生活方式，必要时予以药物治疗。研究表明，要使肥胖者的体重长期维持在正常范围的可能性较小。因此，减重的目标是至少使体重持久、稳定降低5％～15％。

（1）饮食调节：控制总热卡量，减少脂肪摄入。改变饮食结构，减少富含饱和脂肪酸、反式脂肪酸、胆固醇、单糖、钠盐食物的摄入，多吃蔬菜、水果和粗粮，推荐每天膳食中脂质含量控制在25％～35％。对于25≤BMI≤30mg/m² 者，给予每天1200kCal低热量饮食，使体重控制在合适的范围之内。

（2）运动锻炼：提倡每天进行轻至中等强度的体力活动30分钟，如骑自行车、擦地板、散步、跳舞等。

（3）减肥药物：如西布曲明，可帮助肥胖者减少摄食，减轻体重，常规每天5～15mg；奥利司他，可减少脂肪的吸收，每次120mg，每天3次。

2. 减轻胰岛素抵抗

除减肥和运动外，服用二甲双胍、列净类、列汀类、鲁肽类、多格列艾汀等新型药物，可使总体脂减少约9％，皮下脂减少7％，而内脏脂肪减少可达15％。

3. 调整血脂

（1）贝特类：降低甘油三酯（TG），同时轻至中度降低总胆固醇

(TC)及低密度脂蛋白胆固醇(LDL-C),提升高密度脂蛋白胆固醇(HDL-C)。常用药物有非诺贝特、苯扎贝特、吉非罗齐。

(2)他汀类:降低胆固醇作用较强,轻度降低甘油三酯及增加HDL-C作用。常用药物有阿托伐他汀、洛伐他汀、辛伐他汀、普伐他汀和氟伐他汀等。

(3)依折麦布:首个胆固醇吸收抑制剂。

(4)其他:血脂康和处方鱼油(Omega-3 脂肪酸)。

4. 降压

应选用不影响糖和脂肪代谢的降压药物:①首选:ACEI/ARB 可增加胰岛素敏感性;②钙离子拮抗剂:宜选用长效者;③β-受体阻滞剂和噻嗪类利尿剂的剂量偏大时,可影响糖耐量及增加胰岛素抵抗,升高 TC 和 TG。

第二节　高血压管理

一、我国高血压病人的特点

我国的高血压病人越来越年轻化,在 25～34 岁的年轻男性中,高血压患病率已经超过 20％。但年轻人对高血压并不重视,治疗的依从性较差。尽管高血压的发病率在上升,但却是一种可防可治的疾病,只要我们积极有效地预防和控制高血压,就可有效地遏制心、脑、肾相关疾病和并发症的发生。

在我国 2.45 亿的高血压病人中,存在知晓率低、治疗率低和控制率低,以及致残率和致死率高的现象。另外,我国高血压病人还有"高钠、高同型半胱氨酸、高体重指数、高危险分层"和"低钾、低叶酸、低肾素、低镁"的"四高四低"特点。

有 1 亿高血压病人根本不知道自己得了高血压,大部分人不知道减重、降盐就可以降压。防治高血压的过程中需要纠正以下六大误区:降血压越快越好;西药有很多不良反应,长期服用对身体有害;不用测量血压,靠感觉就可以评估自己的血压情况;血压降到目标值就是治愈了,可以停止服药;只要坚持服用降压药就可以了,不用定期复查;已经在服用降压药了,吸烟和其他不良生活方式就不需要改变。

有几点值得强调:一是降压药物中已有预防中风的药,如依那普利叶酸和氨氯地平叶酸;二是抗心衰药诺欣妥的降压效果较佳;三是介入手术对顽固性高血压有一定疗效;四是慢性病基因谱检测为高血压的精准治疗指明了方向。

针对高血压诊断标准下调至 130/80mmHg 的争论还在持续。有几点是值得肯定的:一是对于高血压前期(临界状态)的病人,应引起重视,并积极进行生活方式调整;二是对于高血压前期病人,药物治疗是次要的,待我国高血压的控制率超过 60% 之时,适当的降压治疗可能会被采纳;三是对于是否下调高血压诊断标准,须待国家卫健委发布,民众不必过于担忧。

二、生活方式改善的建议

1. 适度减肥

现在许多年轻人出现了高血压或高血压前期症状,其中一个重要原因就是超重或肥胖,特别是没有高血压家族史者。

2. 坚持运动

运动量少则达不到防治疾病的效果,运动量过大也有一定的风险,只有科学的、长期坚持的有氧运动才对身体有利。建议每天进行30 分钟以上的有氧运动,如散步、慢跑、游泳,应避免举重等无氧运动。

3. 心理要平衡

情绪不稳容易导致血压波动,难以控制,所以一定要培养对自然环境和社会的良好适应能力,找到宣泄压力的出口,如多与朋友聊天等。

4. 饮食管理

对于高血压病人来说,除了保持健康的生活方式外,应该适量补充营养素来改善体质、降低并发症的发生风险。饮食上应遵守低盐、低脂、低热量的原则,同时要注意食物品种的多样化;其次要注意各种食物之间数量或比例的搭配,多吃含钾钙丰富、含钠低的食物,如土豆、冬瓜、海带等高钾食物和牛奶、酸奶、虾皮、绿色蔬菜等高钙食物;还可食用一些能够降低血压的食物,如黑木耳、青菜、葫芦、绿豆、莲子心等。在饮食习惯上,要戒烟限酒,不可暴饮暴食。

第三节　高脂血症管理

高脂血症分为两种,一种为原发性,是由遗传因素引起的脂蛋白代谢紊乱;另一种为继发性,是由糖尿病、高血压等代谢紊乱性疾病所致。无论是哪种高脂血症,除了必要的药物治疗外,养成健康的生活方式都是很重要的。

高脂血症的首要治疗目标,就是让自己的血脂水平得到控制(特别是降低 LDL-C)。针对已明确的、可改变的危险因素,如不良饮食习惯、缺乏体力活动和肥胖,采取积极的生活方式进行干预,是高脂血症治疗的基础措施。另外要注意,我们讲饮食控制,不是说不能吃某一样食物,而是说什么都可以吃,只是要均衡控量、有所节制、不可偏食。

1. 饮食管理

总体的原则,就是低胆固醇、低脂、低热量、低糖和高纤维素。为了能控制好血脂水平,在饮食上要注意减少摄入高油高脂肪的食物,如动物内脏、肥肉等。另外,对于中国人来说,高甘油三酯血症之所以比较常见,与我们的碳水化合物摄入过多有关,所以水泡饭、米饭、面条、白粥、馒头等高碳水化合物的食物也要适量,同时尽量做到清淡饮食,多吃些粗粮和蔬菜水果。必须限制总热量,60 岁以上老年人、轻体力劳动者每天总热量应限制在男性不超过 1900kCal、女性不超过 1800kCal;70 岁以后,应各减 100kCal。其中,脂肪应占总热量的 20%,并以含多链不饱和脂肪酸的植物油为主,动物脂肪不应超过 1/3;胆固醇摄入量每天应控制在 300mg 以下,避免食用高胆固醇食品;膳食纤维含量丰富的食物主要是杂粮、米糠、麦麸、干豆类、海带、蔬菜、水果等,每天摄入纤维量以 35～45g 为宜。

2. 体重管理

控制或减少体重是高脂血症治疗的重中之重。病人除了要改善饮食习惯外,还要适当增加运动,如慢跑、快走、游泳、爬山等。规律的有氧运动能够增加能量消耗,降低血浆中胆固醇和甘油三酯水平,提高高密度脂蛋白的水平,防止和减缓胆固醇在动脉管壁中的沉积。一般来说,超重或肥胖病人要减重 10% 以上。

3. 戒烟限酒

烟草中的多种化合物(尼古丁和一氧化碳等)能影响脂类代谢,长期酗酒也可干扰血脂代谢,使胆固醇、甘油三酯上升,高密度脂蛋白下降。所以我们建议,一要适量饮酒,二是在饮酒时尽量不吃主食。

生活方式改善 3～6 个月后,应复查血脂水平。如达标,可继续非药物治疗,每 6 个月至 1 年复查 1 次;如不达标,可根据血脂水平进行药物治疗。

第四节　糖尿病管理

糖尿病发病率的增加与肥胖症平行,人的一生中有 36% 的概率会患上糖尿病。

据报道,世界上患糖尿病的成年人数量从 1980 年的 1.08 亿人增加到了 2022 年的近 5 亿人,而在低收入和中等收入国家中增长最快。预计到 2030 年,糖尿病病人会达到 5.78 亿人;预计到 2045 年,糖尿病病人会达到 7 亿人。

全球成年人糖尿病前期患病率男性高于女性,约 2/3 的糖尿病前期病例发生在低收入和中等收入国家,而一半的病例发生在 50 岁以下的成年人。在不同的国家,甚至在同一国家的不同种族中,也观察到了糖尿病前期患病率的差异。

我国糖尿病病人达 1.2 亿人,居世界第一。每年糖尿病管理的支出高达 6100 多亿元人民币,居世界第二。研究表明,60％的糖尿病和不健康的生活方式有关;缺少运动,进食过多高热量的垃圾食品,而肥胖是胰岛素抵抗、糖尿病的重要诱因之一。所以说,健康的饮食模式、体重和身体成分管理,以及定期体育锻炼等生活方式的干预,至关重要。一项随机研究显示,每周进行中等强度的体育锻炼 3～7 次,每次 20～60 分钟,可以显著降低胰岛素抵抗。芬兰的一项糖尿病预防研究显示,糖耐量受损的超重成年人进行医学监护下的运动锻炼,并进行定期的耐力运动,如慢跑、游泳、打球或滑雪,以及饮食改变,2 型糖尿病的发生率可降低 63％。

睡眠质量不良和睡眠时间不足可使糖尿病前期患病的风险增加 2～3 倍,吸烟也可使糖尿病前期的风险增加 78％。另外,过度饮酒会使男性患糖尿病前期的风险增加 42％,女性的风险增加 1.4 倍。需要注意的是,65％～70％的多囊卵巢综合征也与育龄妇女的胰岛素抵抗有关。

所有人一辈子应该至少检查一次糖耐量、糖化血红蛋白(HbA1c)、餐后血糖和胰岛素水平,并在体检时检查一次空腹血糖;所有糖尿病病人每年至少应评估一次健康危险因素。除生活方式调整外,还应使用适当的药物来治疗相关的危险因素。

糖尿病和糖尿病前期病人应学会自我血糖监测,每天 1 次或特殊情况下进行 4 次检查:空腹、餐后即刻、餐后 1 和 2 小时。鼓励所有病人参加糖尿病俱乐部和"糖友会",以获得自我护理和持续自我管理所必需的知识和能力。病人自我管理的四个关键时机:糖尿病确诊或年度评估时,或新的因素出现而影响自我管理时,或治疗方案改变时。

一、运动锻炼

运动对 2 型糖尿病病人的益处是肯定的。规律的运动可以改善糖尿病的症状,提高药物治疗的效果,降低心血管及其并发症的风险,并提高病人整体的健康与舒适水平,预防或延迟易患人群发生 2 型糖尿病的可能。

虽然运动锻炼对 1 型糖尿病的益处尚无定论,但许多研究显示,运动具有独立的降糖效应,因而应鼓励所有 1 型糖尿病病人每天进行 60 分钟或更长时间的中高强度有氧运动,并在不连续的日子里每周进行 2~3 天抗阻训练。

荟萃分析表明,以饮食改善和体育锻炼来预防 2 型糖尿病是可行的,并有助于减少糖尿病病人的体重和腰围。改善体育锻炼的环境也是促进健康的方法之一,例如,提供优质的娱乐设施或公园、人行道、步行道和自行车道。

妊娠期糖尿病病人应每天进行 30 分钟的常规体育锻炼,每周至少 3 次。除了控制血糖外,定期的体育锻炼还可以减少妊娠期间常见的不适,而不会对母体或新生儿产生负面影响。

下列病人在开始中到高强度的运动方案前,应进行心肺运动试验:

(1)合并冠心病。

(2)合并糖尿病微血管或神经系统并发症(视网膜病变、肾脏病变、外周神经病变等)。

(3)下列无症状的病人:①1 型糖尿病病史超过 15 年;②年龄＞30 岁的 1 型糖尿病病人;③年龄＞35 岁的 2 型糖尿病病人;④2 型糖尿病病史超过 10 年。

运动处方必须依据治疗方案、糖尿病并发症的严重程度,以及运动方案的目的和预期获益等进行个体化设定。另外,糖尿病病人不是说不能吃水果、不能吃甜的食物,而是什么都可以吃,只是有些要少吃点,如太甜的水果、米饭和面食。

(1)参与运动锻炼的目标:使血糖水平恢复正常;减少或延缓糖尿病的并发症;控制体重;将日常的体育锻炼融入生活方式之中。

(2)选择运动方式的要点:避免高冲击力的运动,以防肌肉、骨骼损伤;合并神经病变的病人不能从事可产生剧烈震动或引起血压明显升高的运动;对老年病人及长期罹患糖尿病者,避免使用杠铃等进行高抗阻训练;几乎所有的糖尿病病人都可以进行中等强度的力量训练。

(3)运动干预模式

①持续运动方案:这是慢性病(如糖尿病)康复运动疗法中最基本、最常见的干预方法,其负荷强度较低,可无间断、持续地进行锻炼,训练过程平稳,安全性较高。

②间歇运动方案:该方案对多次练习时的运动强度、运动时间和间歇时间作出严格的规定,一般为高强度间歇训练,使机体处于不完全恢复状态下,反复进行运动锻炼。

③重复运动方案:多次重复同一练习,两组练习之间安排充分的休息时间。糖尿病病人无法进行持续运动干预时,可以尝试使用抗阻训练,从而达到快速有效的降糖效果。

(4)运动频率的要求:进行一次运动后,血糖改善的持续时间>12小时,但<72小时;每周3~5天,但肥胖或接受胰岛素治疗者可能需要每天运动。

(5)运动强度的要求:应达到能够改善运动耐量所需的最低阈值,但要低于可能会诱发不良反应的水平;与中低强度运动相比,高强度运动往往会带来更高的健康风险、更大的受伤概率以及较低的依从性。

(6)运动的持续时间:每天20~60分钟;每周消耗700~2000kCal对健康有益;运动时间过长可能会造成肌肉骨骼的损伤,并降低运动康复的依从性。

(7)运动升级的速度:首先要增加的是运动频率或持续时间,而不是运动强度的快速提升;不要让新手过快地进行过多的运动;密切监测病人的症状、体征及其对运动的反应。

(8)运动并发症的处理和预防

不恰当的运动可能会带来不良的运动反应,最常发生的是低血糖事件。要知道,一次低血糖反应可能会抵消此前长期的降糖效应。运动中出现低血糖和迟发性低血糖均应立即进食 10~15g 碳水化合物,如 15 分钟后血糖仍<3.9mmol/L,则再次给予等量食物。进食后未能纠正的严重低血糖病人应送医疗中心进行抢救。

对于低血糖的预防措施:进行糖尿病和运动相关教育,告知低血糖的紧急处理方式;运动前药物未减量者,运动中需注意糖分的适量补充;胰岛素注射部位原则上以腹壁脐周为佳,尽量避开运动肌群;长时间运动者,可以在运动过程中进食吸收缓慢的糖类,如各种杂豆类、燕麦、荞麦等。要知道,只有单糖才能被人体直接吸收,而多糖须被水解为单糖后才能被吸收。

另外,低血糖的发生与运动前的血糖水平有关。若运动前血糖<5.6mmol/L,应少量进食后再运动;若睡前血糖<7.0mmol/L,预示夜间可能会发生低血糖,建议睡前少量进食。

二、饮食控制

对于一般成年人,建议将钠的摄入量减少至 2300mg/日,这也适用于糖尿病病人;对于同时患有糖尿病和高血压的成年人,应进一步减少钠的摄入量。高水果蔬菜、全谷类和膳食纤维,以及低饱和脂肪酸和动物蛋白的饮食模式,对 2 型糖尿病非常有效。另外,水分和进餐时间也很重要。充足的水分可减轻炎症并改善胰岛素的敏感性,应予以鼓励。有证据表明,在一天中的早些时候(下午 5 点前)进餐,并减少或不吃晚餐,对 2 型糖尿病病人是有益的。或者说,间歇性禁食具有逆转 2 型糖尿病的作用。

多摄入非淀粉类蔬菜可以逆转 2 型糖尿病的某些检查指标。此外,流行病学证据表明,淀粉类蔬菜、马铃薯摄入量较高的人群,其罹患 2 型糖尿病的风险增加;与摄入全麦面包、全麦谷物、麦麸和糙米相比,食用精制谷物,如白米或抛光大米,可使 2 型糖尿病的发病风险增加。

目前,标准化代谢性疾病管理中心(MMC)和信息化血糖闭环管理中心正在医院和社区全面铺开。其中,医学营养学治疗(MNT)对糖尿病病人采取了特殊的营养治疗措施,包括对病人进行个体化营养评估、诊断,以及营养治疗方案的制定、实施及监测。

MNT 的优势:可预防糖尿病,改善生活质量和临床结局,节约医疗费用;对于 2 型糖尿病高危人群,改善生活方式,包括适度减轻体重(7%)和规律、适度的体力活动(每周>150 分钟)、合理饮食控制,能够降低糖尿病的发生风险;能够改善肥胖糖尿病病人的血糖、血脂、血压、体重等指标;能够减少住院糖尿病病人感染及并发症的发生,并减少住院时间及胰岛素用量。

MNT 的目标:维持健康体重,超重/肥胖病人减重的目标是 3～6 个月减轻体重的 5%～10%;改善血糖,达到并维持理想的血糖水平,降低 HbA1c 水平。研究表明,MNT 在 3 个月内能将 HbA1c 降低 0.3%～2.0%,而在超过 12 个月的研究中则继续降低 0.6%～1.8%。

对于妊娠期糖尿病病人,MNT 的三个重要目标:

(1)餐前和餐后使血糖波动最小化,并将血糖维持在目标范围内。

(2)摄入适当的能量以保证适当的妊娠体重,避免体重过度增加。

(3)为孕妇和胎儿的健康提供安全和充足的营养。

三、血糖异常的预防策略

零级:通常以人群为基础,防止出现可改变的危险因素(如胰岛素抵抗、不健康的饮食方式、缺乏运动或超重/肥胖);

一级:适用于具有危险因素(如糖尿病前期、胰岛素抵抗或代谢综合征)的病人,预防疾病(如 2 型糖尿病或心血管病)的发生;

二级:适用于疾病早期(如没有症状或并发症的 2 型糖尿病)病人,防止出现症状性疾病或与疾病相关的并发症(如糖尿病性肾病或心血管病);

三级:适用于疾病晚期(如有症状和/或并发症的 2 型糖尿病)病人,防止疾病进展和死亡;

四级:适用于所有病人,防止过度用药或用药不足。

第五节　冠心病管理

冠心病病人在治疗上首先要改善生活方式,控制膳食总热量以维持正常体重。40 岁以上者尤其应预防肥胖。超过正常标准体重(身高－105)者要采用低盐、低胆固醇饮食,提倡清淡饮食,多进食富含维生素 C 和植物蛋白的食物,并尽量少食油,并以植物油代替动物油。此外,严禁暴饮暴食,适当进行体力劳动和体育锻炼,生活要有规律,避免劳累,不吸烟、不饮烈性酒。那些"急性子"A 型性格特征的人,应保持乐观、愉快的情绪。同时,要积极控制与冠心病有关的危险因素,如高血压、糖尿病、高脂血症等。

体力活动可以改善病人的生活质量,增加冠心病病人的生存率。首先,它对冠心病的危险因素有直接或间接的效果。其次,体育锻炼,尤其是中高强度的锻炼,具有抗动脉粥样硬化、抗炎症、抗血栓的作用,并可延缓动脉粥样硬化斑块及其并发症的进展。最后,运动锻炼可以提高病人的生活质量,在病情允许的情况下,让病人获得最大的运动能力。

1. 训练类型

伸展运动可以保持关节的机动性和灵活性,虽然对运动能力的提高没有效果,但这是体能训练计划的一部分。对稳定型心绞痛病人而言,有氧运动可升高缺血阈值(心绞痛阈值),减少心绞痛发作的次数和强度,还可增加生存率。在日常生活中,等长运动是不可避免的,因此需要进行一些抗阻训练,特别是对于心功能正常的冠心病病人。

2. 训练频率

每天 40～60 分钟,初期为每周 2～3 次,后可增至每周 5 次。

3. 运动的强度

(1)低强度的体能训练:达到 VO_2max 的 20%～40%,或最大心率($HRmax$:220－年龄)的 40%～50%,建议用于心力衰竭病人。

(2)中等强度的训练:达到 VO_2max 的 50%～60%,或 $HRmax$ 的 60%～70%,推荐用于运动能力下降、心功能不全和心律失常病人。

(3)高强度的体能训练:达到 VO_2max 的 60%～75%,或 $HRmax$ 的 70%～85%,建议用于稳定型冠心病病人。

4. 运动方法

(1)散步:可以使心肌收缩力增强,外周血管扩张,具有增强心功能、降低血压、预防冠心病的效果。每次散步 20～60 分钟,每天 1～2 次,或每天走 800～2000m。身体状况允许者可适当提高步行速度。

(2)慢跑:慢跑或原地跑步亦可改善心功能。至于慢跑的路程及原地跑步的时间,应根据个人的具体情况而定,不必强求。

(3)太极拳:体力较好的病人可练习老式太极拳,体力较差者可练习简化太极拳。不能打全套的可以打半套,体弱和记忆力差的可以只练习个别动作,或分节练习,不必连贯进行。

(4)跳舞:能改善心肌供血和脂质代谢,提高心肌的工作能力和代谢功能,而且安全、方便,还能提升病人的生活激情,保持运动的兴趣。

5. 注意事项

从小运动量开始,遵循缓慢柔和的原则,逐步增加运动量。运动强度不宜过大,40 岁以上的病人,锻炼时的最高心率以 120 次/分钟为限;有心绞痛病史的病人,锻炼时最高心率宜在 110 次/分钟以下。过快过强地提高运动强度,有可能导致运动时危险性增加。

第六节　心律失常管理

当前指南将高度房室阻滞、快速性和缓慢性心律失常列为运动试验的相对禁忌证,而症状未得到控制或血流动力学受限的心律失常是绝对禁忌证。除了持续性室速以外,其他一些心律失常和传导阻滞的发生同样被认为是终止运动试验的指征。

而运动锻炼对那些合并糖尿病、高血压、心力衰竭的心律失常病人特别重要。耐力训练可以改善血流动力学,从而降低心肌耗氧量和心梗、心律失常的危险。运动时所改善的交感神经反应也可以引起心率的反应,超越早搏的频率,使运动时和运动后的一段时间内早搏减少或消失。

1. 运动减少心律失常的机制

(1)改善心肌缺血,使心律失常的阈值上升。

(2)降低交感神经紧张,减少儿茶酚胺含量。

(3)提高副交感神经的活性。

(4)降低 β 受体的感受性。

(5)改善心功能,使心脏内径缩小。

(6)改善包括脂质在内的能量代谢。

(7)缓解精神紧张。

2. 运动推荐

(1)每周 3～5 天、每次最少 30 分钟的中等强度体力活动可改善心律失常,特别是对那些久坐,或活动量不多、运动能力低下的病人。体力活动时间可以从每天 10 分钟起步,逐渐增加到每天 30 分钟以上。

（2）推荐的运动包括快走、骑自行车、爬楼梯等。除了有氧运动以外，也可以通过增加肌肉力量的抗阻训练来改善体力。有氧运动、抗阻和平衡训练之前都要适当进行热身运动，包括柔软体操、步行或踏车等，逐渐增加强度，直到心率、自感劳累程度分级、呼吸频率及体温达到客观的适当水平。当出现头晕、视物模糊、胸闷或心悸时，体力活动都应立即终止，并立即向医护人员报告。

（3）注意事项：心律失常病人的运动事宜可与主管医生讨论后决定；冬季老年人室外运动可因突然寒冷刺激而引起血压升高，要注意保温；有常年坚持体育运动的老年人，如遇身体不适或心律失常，不要强行坚持；过去人们习惯于清晨锻炼，目前认为意外猝死多发生在清晨或午前，因此清晨空腹时应避免运动，特别是那些有健康危险因素的人。

（4）心律失常病人适合的运动

①心律失常病人是否可以参加运动及适合什么样的运动，是由病人的心功能状况来决定的。

②参加适当的、力所能及的体育活动，对心律失常病人是有益的。但如果是较严重的心律失常，则应卧床治疗，严禁高强度的活动。

③心律失常病人适合做的运动：散步、慢跑、太极拳、八段锦、保健操等。运动中应保证自我感觉良好，若伴有胸闷、胸痛、气促和咳嗽、疲劳等症状，应立即停止运动。

④应避免剧烈运动，因其可加重心律失常和心力衰竭，甚至会引起脑血管意外或突然死亡。

⑤从目前庞大的房颤人群、利伐沙班等新型抗凝药的使用、介入手术的成功率、复发率等综合因素来看，房颤病人只要学会自我管理，仍可健康长寿。

⑥功能性心律失常的病人应鼓励其加大活动量，平时注意劳逸结合，保持心情愉悦，饮食要富有营养。

心律失常的预防主要有两个方面。首先，要改善生活方式，减轻压力,不必太紧张,做到按时起居,适度活动,清淡饮食,这些有助于平衡自主神经,可在一定程度上减少心律失常的发生。其次,要积极治疗高血压、冠心病等基础性疾病。

第七节　心力衰竭管理

1. 长期卧床休息的不利影响

(1)卧床休息 3 周可使体力工作能力下降 20%～25%。

(2)卧床休息 7～10 天可使循环血容量下降 700～800mL,出现反射性心动过速,并使血黏度增高,血栓性事件的发生率增加。

(3)卧床休息 1 个月可使肌肉体积和肌肉收缩力下降 10%～15%,肺容量、肺活量、肺通气功能下降,出现氮和蛋白质负平衡,心肌坏死的愈合能力减弱。

(4)长期卧床可出现焦虑和抑郁。

2. 生活方式改善

(1)不吸烟、保持正常体重、经常锻炼和健康饮食,这四种生活方式改善可以避免 40% 的心衰发生。

(2)除了适度限水限盐,心衰病人还应戒烟戒酒,低脂清淡饮食,肥胖的病人还要适当减重;少食多餐,因为饱餐可诱发或加重心衰;学会自我监测和管理:填写日常管理记录表,每天检查脚踝及下肢水肿、症状改变和服药情况等;注意不要过度运动,避免感染等。

(3)每日监测体重以早期发现液体潴留。如在 3 天内体重突然增加超过 2kg,需要利尿或加大利尿剂的剂量。保证充足休息,每天除 1 小时左右的午休之外,下午还应增加数小时的休息时间。多与家人朋友沟通,以排除焦虑和孤独等负面情绪,保持积极向上的心态,因为情绪沉闷、精神压力过大会增加心脏负担,加重心衰程度。

3. 康复运动

许多研究显示,在住院和过渡期治疗阶段进行运动锻炼是安全的,并可明显改善心血管功能和症状性的运动反应,包括心率、体能(运动试验或 6 分钟步行试验)以及 VO$_2$max。运动锻炼计划包括柔韧性训练、踏车运动和平板运动,平均总计持续 30 分钟以上,每周 3～5 天,维持 2～4 周,达到 HRmax 或 VO$_2$max 的50%～70%。

　　心力衰竭的病人也可以居家进行有氧活动,从而明显改变体能、症状、心率、血压、运动耐量、最大耗氧量,并提高生活质量。运动锻炼方案包括踏车或步行,平均持续 20～60 分钟,每周 3～7 天,维持 2～6 个月,达到 HRmax 或 VO$_2$max 的 50%～80%。3 天内体重突然增加的心衰病人必须在有效的药物治疗后方可进行康复运动。

　　4. 用药注意事项

　　(1)ACEI/ARB 和 β-受体阻滞剂开始应用的时间:过去强调必须应用利尿剂使液体潴留消除后才可开始加用,新指南去掉了这一要求,对于轻中度水肿的住院病人,可与利尿剂同时使用。

　　(2)ACEI/ARB 与 β-受体阻滞剂谁先谁后的问题:两药孰先孰后并不重要,关键是尽早合用。

　　(3)尽早形成"金三角"(ACEI/ARB/沙库巴曲缬沙坦＋β-受体阻滞剂＋醛固酮受体抑制剂),注意用药的目标剂量,避免发生低血压、高血钾症、肾功能损害。可使用新型抗心力衰竭药物(如伊伐布雷定、新活素依普利酮、非萘利酮、维利西呱等)。

　　(4)限钠:对心功能Ⅲ～Ⅳ级病人有益,而稳定期限制钠摄入不一定会获益,正常饮食即可改善预后;心衰急性发作伴容量负荷过重的病人,通常要限制钠盐的摄入(<2g/日)。

　　(5)限水:严重低钠血症(血钠<130mmol/L)病人的液体摄入量应<2L/日;轻中度症状的病人常规限制液体可能没有益处。

　　(6)急性心衰的排除标准:BNP<100pg/mL、NT-proBNP<300pg/mL;慢性心衰的排除标准:BNP<35pg/mL、NT-proBNP<125pg/mL;治疗有效的标准:BNP/NT-proBNP 降幅≥30%。

第八节　慢性阻塞性肺病管理

有肺部疾病的病人很可能出现严重的气促(无论在休息时或运动时)、咳嗽或咳痰,或出现呼吸频率加快、喘息、胸部充气过度或明显的呼吸肌无力的症状,表现为通气储备的减少、通气死腔的增加以及低氧血症。

肺部疾病多是"熏"出来的:

(1)吸烟:烟雾中有 300 多种有害物质,如尼古丁、焦油、一氧化碳等,会直接进入肺部,对呼吸道造成损伤。此外,吸烟对心脑血管也有很严重的损伤,还会使患癌的概率大大增加。必须引起注意的是,吸二手烟对身体的伤害同样大。

(2)厨房油烟:油烟的毒害仅次于汽车尾气。在厨房做饭 1 小时,吸入的有毒物质总量相当于 2 包烟的总和。所以,一定要用油烟机,农村厨房也要保持良好的通风,避免油烟吸入肺部而对身体造成损伤。

(3)环境污染:长期吸入工业废气、汽车尾气、大气粉尘、雾霾和尘土等有害物质,会对人体的呼吸道产生不良影响,甚至导致肺癌。平时出门戴好口罩,可减少有害气体进入肺部。

(4)工作烟尘:如今在很多职业的工作环境中都会出现烟尘,如教师、煤矿工人、建筑工人等,各种烟尘吸入人体之后都会对肺部产生不良影响。

肺康复是针对慢性阻塞性肺病(COPD)病人及其家庭、照看者的一项与多学科相关的锻炼和教育项目。肺康复不仅能缓解 COPD 病人的呼吸困难症状,提高病人的运动耐力和生活质量,减少急性加重的频率、再次住院率和住院天数,还能改善病人的心理障碍及社会适应能力。

除疫苗、肺功能训练、吸氧或雾化吸入外,运动锻炼是肺康复的核心内容。在 COPD 的自然病程中,骨骼肌消耗和功能失调、心肺功能降低是病人活动能力和运动耐力逐渐下降的主要原因,可严重影响病人的生活质量。

肺康复按锻炼部位可分为 3 种:

(1)下肢肌肉锻炼:是运动锻炼的主要组成部分,包括步行、跑步、爬楼梯、平板运动、功率自行车等。

(2)上肢肌肉训练:有助于增强辅助呼吸肌的力量和耐力,包括举重物、扔球等。

(3)全身锻炼:如种花、扫地等家务,以及各种日常的体育锻炼、游泳和康复操等。气功、内养功、太极拳、太极剑作为我国所特有的运动方式,不仅能调整病人的呼吸比,还能缓解紧张、焦虑情绪,不失为全身锻炼的有效方法。

另外,按病人主观努力与否,还可分为主动运动和被动运动。对于呼吸衰竭的病人,简单的握拳和活动脚趾也是主动的康复活动。被动运动包括推拿、按摩、针灸及神经肌肉电刺激等。

教会病人有效咳嗽,并教会家属排痰方法,是十分必要的。COPD 病人有多年的慢性支气管炎病史,每到冬春季节咳嗽、咳痰症状明显,出现急性加重,甚至出现肺部炎症,如不能及时有效地咳嗽、排痰,可导致病情的加重、肺部炎症的迁延不愈,甚至并发呼吸衰竭。具体方法是:身体尽量坐直,深吸气后,用双手按压腹部,身体稍向前倾斜,连续咳嗽,咳嗽时收缩腹肌,用力将肺部深处的痰液排出。临床上,通常将咳嗽训练与体位变动、胸部叩拍和雾化吸入联合使用,以保持呼吸道的清洁和通畅。

由于 COPD 病人在静息状态下处于高代谢状态,以及长期营养摄入不足和营养成分吸收不完全等原因,20%～60%的 COPD 病人存在不同程度的消瘦和营养不良。长期的营养不良可引起 COPD 病人骨骼肌和呼吸肌功能障碍,比营养正常者要低 30%。营养不良也会增加感染的风险,是病人健康状况、疾病预后的决定因素之一。因此,对病人进行合理的营养支持十分重要。

对于 COPD 病人的饮食,建议少量多餐,摄取足够的能量,适量增加鱼类和蛋白质类食物。食物尽量做到多样化,多吃维生素、低动物脂肪、易消化的食物及新鲜的蔬菜水果,避免摄入辛辣刺激性、高盐高脂的食物,避免吸烟喝酒,避免喝浓茶。可多吃百合、梨、木耳、芝麻、萝卜、蜂蜜、莲子、藕等滋阴润肺的食物,少吃豆类等易产气食品。

第九节　外周动脉硬化管理

外周动脉硬化最常见的临床表现是下肢缺血性疼痛或跛行,运动时出现症状,而运动停止后疼痛迅速消失。

一、容易出现外周动脉硬化的人群

有高血压、糖尿病、高血脂、吸烟史,年龄在 55 岁以上,足背动脉搏动消失,那么就应警惕动脉硬化的发生。

二、外周动脉硬化的生活方式改善

一旦发生间歇性跛行,就必须开始有针对性的干预,以防止病情恶化。如果能够解除影响生活质量的步行后疼痛,病人的保肢率较高:5 年病情恶化率为 25%,截肢率仅为 1%～7%。

1. 危险因素的控制

危险因素包括吸烟、高血压、糖尿病、高脂血症等。外周动脉硬化的病人在治疗上首先应针对动脉硬化加以预防,包括健康宣教、矫正不良的生活方式,而戒烟对于预防外周动脉硬化具有特别重要的意义。

2. 运动疗法

多项研究表明,运动疗法是最佳和最重要的初始治疗。锻炼不仅能够大幅提高病人的步行时间和距离、改善生活质量,还可以明显降低截肢率、改善全身动脉硬化,降低心脑血管意外的发生。研究表明,外周动脉硬化病人在参加一定程度的运动锻炼后,步行距离可以增加 4～6 倍。运动处方包括:

(1)运动类型:步行仍然是合适的运动类型,但是手臂运动、游泳等非负重运动的效果可能更好。

(2)运动强度与运动持续时间:病人步行过程中出现跛行,疼痛达到 4 级法的 3 级时,应减慢步伐或停止步行。当疼痛减轻至 2 级时,再继续按照处方恢复步行,如此反复进行。美国运动医学会建议:开始时,一次 20～30 分钟,每天 2 次,然后逐渐增加运动时间,在 4～6 周内可将一次的运动总时间增至 40～60 分钟。

在疾病的初期,应在专业康复中心进行训练,出院后则应在社区/居家坚持训练。在安全保障方面,可使用遥测心电监测和远程穿戴设备等信息化手段。

3. 间歇气压疗法(IPC)

通过反复的充气—放气,对小腿腓肠肌进行按摩,可以使血管舒缩神经麻痹、动静脉压力阶差和一氧化氮释放增加,从而改善间歇性跛行,提高保肢率。

4. 饮食注意事项

食物多样化,避免偏食,保证营养均衡;多吃富含钙的食物,如牛奶、奶制品、大豆、虾、海带等,多吃新鲜的蔬菜水果,适当补充动物肝脏以促进钙的吸收;如果饮食量少,可以适当吃一些含钙的营养品;忌吃辛辣刺激性食物,少吃可乐、汽水等碳酸饮料和油炸类食品。

第十节　慢性肾病管理

研究表明,老年人、高血压、糖尿病、肥胖、长期使用各种药物者、有慢性肾病家族史等,均属于慢性肾病的高发人群。肾病是一种生活方式病,因为糖尿病、高血压的发生和发展与生活方式密切相关。

控制盐的摄入、增加运动量、戒烟等生活方式改善可以有效降低血压，延缓肾功能损害的进展。因此，建议慢性肾病病人注意自己的饮食起居，再配合药物治疗（包括百令胶囊等），这样才能达到事半功倍的效果。

研究人员分析了 16 个国家和地区超过 250 万人的数据后发现，多吃蔬菜、增加钾的摄入量、多运动、适度饮酒、限钠和戒烟，可以将慢性肾病的风险降低 20%。

一、饮食管理

有高血压等代谢性疾病的病人，一定要加强预防，守住饮食控制、定期检查、警惕信号、合理降压这四道"护肾墙"。

饮食原则是低盐、低脂、优质蛋白饮食。饮食以清淡易消化食物为佳，忌海鲜、牛肉、羊肉、辛辣刺激性食物、酒。预防感冒，避免受凉，不吃保健食品、补药，以防上火而加重病情。水肿严重者应少饮水，无显著水肿者则饮水量不受限制。

（1）低盐：高盐饮食会引起水肿，导致血压偏高，加重肾脏负担。肾功能不全病人要节制咸鸭蛋、香肠、火腿、牛肉干等高盐食物，每天食盐量不能超过 3g，无尿或少尿病人不能超过 2g。要知道，代谢性疾病的"罪魁祸首"并不是食盐，而是钠离子，2.5g 盐约含 1g 钠。

生活中很多食物含钠量都非常高，如果不加控制，会导致钠摄入量大幅度超标，甚至超过食盐中的钠。如 100g 味精中钠含量相当于 50g 食盐中钠的含量，100g 腌芥菜头中钠含量相当于 19g 食盐中钠的含量，100g 酱萝卜中钠含量相当于 18g 食盐中钠的含量，100g 酱油中钠含量相当于 15g 食盐中钠的含量。除了这些有咸味的食物，很多吃起来或喝起来酸甜口味的食物，同样含有相当多的钠，如饼干、乳酪、饮料、话梅、蜜枣、杏脯等。

限钠小技巧：不要在餐桌上摆放盐瓶；烹饪时少煎炒，使用香料、醋、柠檬汁等代替盐作为调味品；注意食品标签上的含钠量；拒绝所有腌制食品、酱菜和含盐的小吃；将少量盐洒在食物表面而不是加在食物中进行烹饪；开启食品罐头时，沥掉盐水，再用净水浸几次、除掉盐分后再进行烹饪；炒蔬菜时不加水；尽量使用无钠或低钠盐；多采用蒸、煮等烹调方式，而对于放了盐的汤菜，避免喝菜汤；多吃有味道的菜，如洋葱、番茄、青椒、胡萝卜等，用食物本身的味道来提升菜的口感。

（2）低脂：减少食物中胆固醇的摄入，从而减轻肾脏的负担；肾功能不全的病人应不吃肥肉，避免氢化植物油的摄入，在饮食上尽量选用脱脂奶及其制品、植物油（如茶油）等。

（3）优质蛋白饮食：血浆蛋白低、无氮质血症者应进食高蛋白食物，每天蛋白质的摄入量应在 60～80g 或更高。

（4）补钙限磷：肾功能不全者应限磷，高磷食物不宜多吃，包括肉、蛋、奶、内脏、豆类、全谷物、坚果、碳酸饮料等。

（5）高膳食纤维：不仅可以保持大便通畅，促进毒素排泄，维持人体的代谢平衡，还可以降血糖和血脂，改善葡萄糖耐量。肾功能不全病人可以每天摄入膳食纤维 30～40g，以天然食物为佳；多吃一些粗粮（如玉米面、荞麦面等）、芋头、海带、蔬菜和水果等。

二、运动康复

肾脏康复包括两个方面，一是充分重视对高血压、糖尿病、心血管病病人以及老年人群肾功能的评估、危险因素的干预，保护肾功能，预防和推迟肾衰、终末期肾病，减少和推迟透析疗法；二是针对慢性肾病及不同程度的肾功能不全，包括接受透析治疗的终末期肾病与心肺疾病病人，进行以"五大处方"为内容的康复和二级预防。

运动处方对肾功能衰竭病人也是必不可少的。在日本，这类病人一边接受透析治疗，一边做踏车运动或使用握力圈。中西结合治疗肾病的效果比较好，能提高临床疗效，并减少药物的副作用。另外，有氧运动，适当锻炼身体，在阳光下多做运动多出汗，可帮助排除体内多余的酸性物质，从而预防肾病的发生。

体力劳动过多，或剧烈运动、熬夜、性生活过于频繁等，都会使病情加重和复发。当病情没有完全缓解时,也要在医生的指导下做些运动,但不可剧烈运动,以散步、快走为佳。病人应注意避免过度劳累,保持劳逸结合,每天 1～2 次运动、每次 20～30 分钟比较合适。

第十一节　癌症管理

近几十年来,慢性病的发病率明显上升,这些非传染性疾病占全球死亡人数的 70%,而癌症在其中占了很大一部分。2020 年全球新发癌症病例 1929 万例,癌症死亡病例 996 万例,其中全球乳腺癌新发病例高达 226 万例,成为全球第一大癌。大约 23.91%、每年近 1000 万例的死亡归因于癌症,其中因肺癌死亡 180 万例,高居全球癌症死亡人群首位。另外,约 2.5 亿病人因肿瘤增加了伤残调整寿命年。2005～2015 年,全球新发癌症增加了 33%;而 2015 年以来,新发病例增加了 26.3%。

癌症已经成为严重威胁我国人群健康的主要公共卫生问题之一。2020 年,中国新发癌症 457 万例,占全球 23.7%,远超世界其他国家,如美国的 228 万例和印度的 132 万例;死亡人数 300 万人,占癌症死亡总人数的 30%,远超印度的 85 万人和美国的 61 万人。并且近十几年来,癌症的发病率和死亡率均呈持续上升态势,每年癌症的医疗花费超过 2200 亿元,防控形势十分严峻。

全球范围内,预计在未来的 20 年中,新的癌症病例数将增加约 70%,其中约 70% 的死亡将发生在低收入和中等收入国家。大多数癌症与多种环境因素有关,只有 5%～10% 的癌症可归为家族性癌症。

一、癌症的预防

在所有癌症中,约 35%(10%～70%)可归因于饮食因素。证据表明,含酒精的饮料会增加口腔、咽喉部、食道、结直肠和乳腺等部位癌的发病率,也可能是女性肝癌和结直肠癌的重要诱因。在法国,饮酒导致 8% 的新发癌症病例,而在美国,暴饮暴食与 22% 的癌症死亡风险增加有关。食用膳食纤维可降低结直肠癌的风险,每增加 10g/日膳食纤维的摄入,患结直肠癌的风险降低 9%。

加工肉是指通过烟熏、腌制或添加化学防腐剂保存的肉,如火腿、培根、熏牛肉、萨拉米香肠、热狗和普通香肠。每天吃 50g 加工肉(相当于约 4 条培根或 1 条热狗),会使患大肠癌的风险增加 18%;每天摄入 100g 红肉,会增加 19% 的晚期前列腺癌发病风险。

医学界普遍认为,部分癌症是可以预防的,部分癌症如果能早期发现、诊断和治疗,也是可以抑制的;另外,对一部分癌症患者只能做到减轻痛苦,尽量延长寿命。

1. 一级预防

一级预防是指消除或减少可能致癌的因素,防止癌症的发生。改善生活习惯(如戒烟)、注意环境保护较为重要。与吸烟有关的癌症,除了肺癌、口腔癌外,食管、胃、膀胱、胰腺、肝脏的癌症也与吸烟有关。部分癌症则与饮食有关,所以建议多吃纤维素、新鲜蔬菜水果,不吃高盐和霉变食物。另外,由于职业原因,长期接触致癌物质(如石棉、苯及某些重金属等)者,应该做好自我防护。

日常做好以下几点可降低癌症发生的风险:改变不良生活习惯;减肥瘦身;避免一些慢性感染;多吃蔬菜水果;增加进食全谷类、豆类,以及非淀粉类蔬菜(西兰花、卷心菜、菠菜、胡萝卜、生菜、黄瓜、番茄、韭菜、大头菜和萝卜);适当运动;慢性炎症、腺瘤、息肉病人要注意随访。

2. 二级预防

二级预防是指对肿瘤做到早发现、早诊断、早治疗。对癌症高发区及高危人群须定期进行检查,一旦发现癌前病变应及时治疗。

3. 三级预防

三级预防是指治疗后的恢复,提高生存质量及减轻痛苦,延长生存时间。

在过去的几十年中,癌症幸存者的数量已大大增加。肥胖的癌症幸存者更有可能因治疗而出现并发症,包括淋巴水肿和术后并发症。另外,许多人还要面临身心的持续恢复和生活的严峻挑战。化疗、放疗和靶向治疗的副作用,包括疲劳、疼痛、失眠、胃肠道不良反应和肌肉萎缩,会降低身体的活动和运动能力,而有氧运动和抗阻训练可以改善与癌症相关的疲劳等症状。

通过体育锻炼、控制体重和健康饮食可以预防 20% 的癌症发生。研究表明,闲暇时间经常进行体育锻炼者 13 种癌症的发病风险明显降低,特别是乳腺癌、子宫内膜癌、卵巢癌、前列腺癌、睾丸癌和结肠癌,这与体育活动介导的性激素水平降低有关。

预防癌症的发生主要依靠自己,有些是完全可以预防的,如不吸烟、少喝酒,避免性传播的病毒感染、避免过多的性伙伴,注意饮食卫生,科学锻炼和定期体检等。

二、营养支持与恶病质的治疗

许多癌症在早期或中期发现,是可以治愈的。我国采用中西医结合治疗肿瘤,治疗效果比过去有了很大的提高。即使是晚期癌症,经过合理的治疗,也可以延长生命。因此,癌症病人要充满信心,增强斗志,要有健康的心理状态,才有利于治疗和康复。营养支持对治疗癌症也是非常重要的。

恶病质亦称恶液质,多继发于肿瘤、心力衰竭等消耗性疾病,是以持续性骨骼肌丢失(伴有或不伴有脂肪组织丢失)为特征,不能被常规营养支持完全缓解,而逐步导致功能损伤的多因素综合征。表现为极度消瘦、皮包骨头、形如骷髅、贫血乏力、完全卧床、生活不能自理、极度痛苦、全身衰竭等症状。有慢性消耗性病史,伴有食欲不振(食量比健康时减少 1/3),3 个月来渐进性消瘦,体重下降 ≥7.5% 等特征。当病人的体重丢失大于 30% 时,则死亡过程开始启动,而且不可避免。

1. **恶病质的分期**

（1）恶病质前期：表现为厌食或代谢改变，如果有体重下降，则不超过 5％。

（2）恶病质期：6 个月内体重下降大于 5％（排除单纯饥饿）；体重指数（BMI）小于 $18.5kg/m^2$，同时体重丢失大于 2％。

（3）恶病质难治期：肿瘤持续进展，对治疗和营养支持无反应，分解代谢活跃，体重持续丢失且无法纠正，生存期预计不足 3 个月。

2. **恶病质的治疗**

对于癌症病人来说，恶病质的早期发现和干预是防止疾病恶化的最关键手段。在对肿瘤恶病质进行营养治疗前，需要进行必要的诊断及评估：①体重丢失：包括肌肉量及力量；②摄入量：包括厌食情况；③炎症状态。

只有评估这些指标后，才能进行相应的针对性营养治疗。营养护理过程包括营养评估、营养诊断、针对营养根源问题的干预措施，以及监测和评估。

（1）生酮饮食是一种脂肪高比例、碳水化合物低比例、蛋白质和其他营养素含量适中的配方饮食。

（2）多学科方法结合饮食调整、身体活动和身心调理，可改善癌症病人的生活质量。胃肠道和胰腺癌症的减肥率最高，分别为 83％和 87％。癌症以及癌症的治疗通常会导致一些症状和副作用，如厌食、恶心、呕吐、腹泻、便秘、口腔炎、黏膜炎、吞咽困难、味觉改变、疼痛和情绪困扰，从而阻碍饮食的摄入和消化。

第十二节　骨质疏松症管理

骨质疏松症是由于多种原因导致的骨密度和骨质量下降、骨微结构破坏，造成骨脆性增加，从而容易发生骨折。

骨质疏松症分为原发性和继发性两大类。

（1）原发性骨质疏松症又分为绝经后、老年性和特发性青少年型骨质疏松三种。绝经后骨质疏松症一般发生在妇女绝经后 5～10 年内，而老年性骨质疏松症一般在老年人 70 岁后发生。

（2）继发性骨质疏松症的病因包括：内分泌疾病（糖尿病和甲状旁腺功能亢进症等）、结缔组织疾病（系统性红斑狼疮和类风湿性关节炎等）、慢性肾病、胃肠道疾病和营养性疾病、血液系统疾病、神经肌肉系统疾病、长期制动、器官移植术后、长期使用糖皮质激素等药物。

调整生活方式的相关措施：①食用富含钙、低盐和适量蛋白质的均衡膳食；②适当进行有助于骨健康的户外活动；③不嗜烟、不酗酒，慎用影响骨代谢的药物；④采取防止跌倒的各种措施。

第十三节　痛风管理

一、高尿酸血症与相关疾病

高尿酸血症是指在正常嘌呤饮食状态下，非同日 2 次空腹血尿酸水平男性高于 $420\mu mol/L$，女性高于 $360\mu mol/L$。高尿酸血症的患病率受到多种因素的影响，与遗传、性别、年龄、生活方式、饮食习惯、药物治疗和经济发展程度等因素有关。目前，我国约有高尿酸血症者 1.7 亿人，高发人群为中老年男性和绝经后女性，但近年来有年轻化的趋势。

无症状高尿酸血症是指病人仅有高尿酸血症，但无痛风、关节炎、痛风石、尿酸结石等临床症状，发病率在成年男性中占 5％～7％。高尿酸血症与很多疾病相关，包括：

（1）痛风：高尿酸血症是痛风的发病基础，但不足以导致痛风，只有尿酸盐在机体组织中沉积下来造成损害才会出现痛风；血尿酸水平越高，未来 5 年发生痛风的可能性越大。急性痛风关节炎发作时血尿酸水平不一定增高。

（2）高血压：高尿酸血症是高血压发病的独立危险因素。血尿酸水平每增高 $59.5\mu mol/L$，高血压发病的相对危险就会增高 25%。临床研究发现，90% 的原发性高血压病人合并高尿酸血症，而继发性高血压病人只有 30% 合并高尿酸血症。

（3）糖尿病：长期高尿酸血症可破坏胰腺 β 细胞功能而诱发糖尿病。

（4）高甘油三酯血症：基础甘油三酯水平是未来高尿酸血症的独立预测因素。

（5）代谢综合征：70% 的病人同时合并高尿酸血症。

（6）冠心病、脑卒中：血尿酸 $>357\mu mol/L$ 是冠心病的独立危险因素，血尿酸每升高 $1mg/dL$，死亡危险性在男性中增高 48%，女性中增高 126%。血尿酸 $>416.5\mu mol/L$ 是脑卒中的独立危险因素。

（7）肾脏损害：尿酸与肾脏疾病关系密切。尿酸可直接使肾小球入球小动脉发生微血管病变，导致慢性肾脏病变。

二、生活方式改变

所有高尿酸血症病人均需进行治疗性生活方式改变和调整，尽可能避免服用升高血尿酸的药物。

生活方式改善包括健康饮食、戒烟、坚持运动和控制体重。

（1）健康饮食：已有痛风、高尿酸血症、心血管危险因素及中老年人群，应以低嘌呤食物为主。严格控制肉类、海鲜和动物内脏、浓肉汁、凤尾鱼、沙丁鱼等食物的摄入，中等量减少乙类食物（肉类、熏火腿、鱼类、麦片、面包、粗粮、贝壳类、麦片、面包、青豆、豌豆、菜豆、黄豆类和豆腐）的摄入，进食以甲类食物（除乙类外的谷物和蔬菜、果汁类、乳类、蛋类、乳酪、茶、咖啡、巧克力、干果等）为主。

（2）多饮水，戒烟酒：可以适量饮用小苏打水，每天的饮水量要保证尿量在 $1500mL$ 以上，戒烟，禁啤酒和白酒，红酒可适量饮用。有指征服用小剂量阿司匹林的高尿酸血症病人，建议碱化尿液、多饮水。

　　(3)坚持运动,控制体重:每天中等强度运动 30 分钟以上。肥胖者应减体重,并控制在正常范围内。一般不主张痛风病人参加剧烈运动或长时间体力劳动,但可以选择一些简单运动,如散步、匀速步行、打太极拳、跳健身操、练气功、骑车及游泳等。其中,以步行、骑车及游泳最为适宜。痛风发作时,应停止体育锻炼,即使是轻微的关节炎发作也应暂时中止锻炼,恢复后再考虑重新开始运动。

第十四节　亚健康管理

　　亚健康是介于健康与疾病之间的一种"非病、非健康"的临界状态,属于次等健康状态,故又有"次健康""第三状态""中间状态""游离(移)状态""灰色状态""潜临床""前临床"等称谓。WHO 将机体无器质性病变,但是有一些功能改变的状态称为"第三状态",我国称之为"亚健康状态"。在现实生活中,有人形象地将亚健康比作"钟摆"、交通标志中"黄灯"和足球场上的"黄牌警告",意在强调亚健康是介于健康和疾病之间的中间状态。处于亚健康状态的人,虽然没有明确的疾病,但可出现精神活力和适应能力的下降。如果这种状态不能得到及时的纠正,非常容易引起心身疾病。

　　WHO 的一项全球性调查结果表明,全世界有 75% 的人处于亚健康状态,而全世界真正健康的人只有 5%。中国处于亚健康状态的人已经超过 8 亿,占全国总人口的 60%～70%。特别是 50 岁左右的"白骨精",这些白领、骨干、精英分子,上有老、下有小,工作和生活的压力很大,长期处于亚健康状态,非常容易出现猝死和其他急性疾病。

　　中年人由于工作节奏快,精神压力大,长期高强度、超负荷工作,所以是亚健康的高发人群。高级知识分子、企业家、艺术家的亚健康发病率高达 70% 以上;城市中新兴行业,如高新技术产业、电子信息与 IT 行业、新材料业、广告设计、新闻及行政机关等行业或部门人群中亚健康率高达 50%；步入中年的人群中处于亚健康状态的比例接近 50%。亚健康的发展趋势有两个走向：如果机体长期处于亚健康状态，就可能导致疾病的发生；而通过合理的干预，就能使机体恢复健康状态。亚健康是否发展为严重器质性病变具有不确定性，但是，亚健康本身就是需要解决的问题，更加需要生活方式的改善。

人的健康在很大程度上取决于自己的生活习惯和生活方式，而这些也正是中国传统文化的内容之一。中国古代医学强调"养德尤养生之第一要也"，充分认识到了心理健康的重要性，并在传统文化的影响下提出了自己的健康标准："天人和谐""阴阳平衡""五行制化"及"恒动、衡动"。"人与天地共存""阴平阳秘，精神乃至；阴阳离绝，精气乃绝"。"阴胜则阳病，阳胜则阴病。阳胜则热，阴胜则寒"。这些标准既是古代医生的健康标准，也是疾病的诊断标准。

古代"疾"与"病"的含义是不同的。"疾"是指不易觉察的小病，如果不采取有效的措施，就会发展到可见的严重程度，便称为"病"。这种患疾的状态，现代科学叫亚健康或"第三状态"，而在中医学则称为"未病"，即身体已经出现了阴阳、气血、脏腑营卫的不平衡状态。《黄帝内经》中说："圣人不治已病治未病，夫病已成而后药之，乱已成而后治之，譬犹渴而穿井，斗而铸兵，不亦晚乎？"我国古代医学"治未病"的理念正是当今亚健康防治的思想。

导致亚健康的主要原因有饮食不合理、缺乏运动、作息不规律、睡眠不足、精神紧张、心理压力大、长期不良情绪等。女性的检出率高于男性，临床表现多种多样。躯体方面，可表现为疲乏无力、肌肉及关节酸痛、头昏头痛、心悸胸闷、睡眠紊乱、食欲不振、脘腹不适、便溏便秘、性功能减退、怕冷怕热、易于感冒、眼部干涩等；心理方面，可表现为情绪低落、心烦意乱、焦躁不安、急躁易怒、恐惧胆怯、记忆力下降、注意力不能集中、精力不足、反应迟钝等；社会交往方面，可表现为不能较好地承担相应的社会角色，工作、学习困难，不能正常地处理人际关系、家庭关系，难以进行正常的社会交往等。

　　亚健康的调理方法包括：每天保持充足的睡眠，晚上不要熬夜；每天喝足量的水；平时尽量少吃一些油腻、辛辣的食物，注意营养均衡，多吃一些蔬菜水果；避免情绪波动过大，尽量保持平和的心态；经常锻炼身体，既能够促进肠胃蠕动，防止便秘，又能够增强体质。

第十五节　失眠管理

　　失眠症是以频繁而持续的入睡困难和/或睡眠维持困难并导致睡眠感不满意为特征的睡眠障碍，分为慢性失眠症、短期失眠症及其他类型的失眠症。失眠症可孤立存在，或与精神障碍、躯体疾病、药物滥用共同存在。治疗方法包括心理治疗、生活方式调整和药物治疗等。

　　失眠可以由很多原因引起，比如压力大、焦虑、睡眠不规律、睡眠环境差等。另外，还可以由一些精神类或器质性疾病所致，如抑郁症、焦虑症、甲亢、双相情感障碍、快速眼动期睡眠障碍等因素；其他健康问题，如疼痛、呼吸困难、不宁腿综合征等。非疾病因素包括对某种或某类事件的紧张或恐惧，或长期形成的慢性压力，如工作或学习压力过大、睡眠习惯不良、睡眠规律紊乱、睡眠环境改变，以及周围环境如噪声、光线过度等。

一、失眠症的好发人群

　　(1)由于暴躁易怒的人相较于一般人而言更加容易遇事冲动，并且不能很好地控制自己的情绪，所以在发泄之后往往会长时间处于后悔中，继而导致其睡眠受到影响。

　　(2)自卑多疑的人在生活中会表现出一种自信心不足的状态，并且凡事都喜欢和身边的人比较，总是觉得自己不行，以至于思虑过度而忧心忡忡，也比较容易出现无法入睡的问题。

　　(3)心胸狭窄的人往往嫉妒心重，容易抱怨，并且爱钻牛角尖，很容易因为心理不平衡而无法正常入睡。

（4）谨小慎微的人不论是工作上还是生活上都容易墨守成规,很容易因为思维问题而出现较大的情绪波动,以至于睡眠受到影响。

（5）情绪波动的人比较敏感,容易受到外界细微事情的影响,经常喜怒无常,患得患失,因此容易失眠。

（6）沉默寡言的人容易将各种不顺心的事情都埋在心里,以至于出现失眠。

二、用药注意事项

（1）苯二氮䓬类药物过敏、重症肌无力、青光眼、睡眠呼吸暂停综合征病人和孕妇禁用苯二氮䓬类药物。

（2）对苯二氮䓬类药物耐受性差的病人,初始剂量宜小。长期使用可出现耐受性、依赖性、成瘾性,停药前应逐渐减量,不应骤停。

（3）骤然停药可能发生撤药症状,较多见睡眠障碍、易激惹和神经质;较少见胃肠道痉挛、恶心、呕吐、神经紊乱、惊厥、颤抖。严重撤药症状多见于那些长期过量用药的病人。

（4）过量中毒的处理:对症处理,包括催吐或洗胃,以及维持呼吸、循环。如果出现异常兴奋,不能用巴比妥类药物,以免中枢性兴奋加剧或中枢神经系统抑制延长;苯二氮䓬受体拮抗剂氟马西尼可用于本类药物过量中毒的解救。

（5）使用巴比妥类药物一旦出现过敏反应(皮疹、剥脱性皮炎、药物热等),应立即停药并治疗

（6）从小剂量开始,出现呼吸抑制或低血压,常提示超量或静注过快。

（7）静注宜选择较粗的静脉以减少刺激,否则可引起血栓形成。

（8）静注应防止药液外渗或进入动脉:外渗可致组织化学性损伤,而进入动脉可致局部动脉痉挛,其至坏疽。

（9）肌注宜选择大肌肉,如臀大肌或股外侧肌;不论浓度多少,容量不得超过 5mL。

（10）静注苯二氮䓬类药物，应卧床观察 3 小时以上；口服劳拉西泮则应观察 8 小时以上。

三、宣教内容

（1）药物的名称、作用剂量和用法。

（2）告知引起失眠焦虑的原因

①环境原因：睡眠环境的突然改变；

②个体因素：不良生活习惯，如睡前饮茶、饮咖啡、吸烟等；

③躯体原因：任何躯体不适均可导致失眠；

④精神因素：包括因某个特别事件引起兴奋、忧虑所致的机会性失眠；

⑤情绪因素：情绪失控可致心境改变，而这种改变或可导致失眠焦虑；

⑥安眠药或嗜酒者的戒断反应。

（3）心理治疗：通过解释、指导，使病人了解有关睡眠的基本知识，减少不必要的期待性焦虑反应。

（4）行为治疗：辅导病人入睡前进行放松训练，以加快入睡速度，减轻焦虑。

第九章　解读现代病与成瘾

有研究报告显示,62.79％的 IT 从业者每天面对电子屏幕工作时间超过 8 个小时,高达 93.67％的职场人存在视疲劳的症状。其实不止是眼睛问题,这些年随着社会竞争环境的变化,职场人所面临的压力也越来越大,随之带来的身体问题也让职场人面临着巨大挑战。

随着计算机网络技术的日益普及,一种新的现代文明病正在引起人们的关注,这就是"网络成瘾"。研究人员是这样描述其表现的:他们的手指不停地动着,仿佛是想象中的鼠标在移动似的,只有一件事在他们的头脑中萦绕,那就是"万维网"。他们只是为了活下去才睡觉和吃东西,平时从不离开自己的电脑屏幕。最严重的病人会以自杀而告终,这不是虚拟的自杀,而是现实生活中实实在在的自杀。

第一节　现代病管理

现代病是典型的生活方式病,是指人们因日常生活中的不良行为和社会、经济、精神、文化等方面的不良因素所导致的躯体或心理疾病。

现代社会生活中,许多人透支了大量的精力和体能。由于无节制地网上冲浪、长期熬夜、大量饮酒吸烟、过度疲劳工作等等,导致因睡眠不足、人体生物钟紊乱、体质酸化、运动缺乏、压力过大引发的种种身体不适。诸如电脑病、空调病、汽车病、节假日综合征等现代病纷至沓来,严重困扰并威胁着人们的健康。

一、汽车病

因长期开车和不良驾驶姿势而导致的各种肌肉酸痛、身体不适等症状，就是我们所说的"汽车病"。

(1)车内如果长时间封闭，空气不流通，有害气体就不能及时排出。车内的出厂装饰和二次装饰也会释放出苯等有害气体，从而加重哮喘、慢性支气管炎等呼吸系统疾病。

(2)边开车边听音乐，是很多车主的习惯。如果经常长时间、高音量听音响，会对耳膜造成很大的伤害，严重时会引起耳鸣、耳背、听力下降等问题。

(3)一些车主喜欢金属扣的皮带，一旦紧急刹车或遇到交通事故时，金属扣就会死死压在车主的腹部位置，成为损伤内脏的武器。

(4)司机的开车坐姿及座椅的位置不当，会引起上肢、颈椎、腰椎不适，甚至引起椎间盘突出。

(5)长期开车，脂肪会堆积在腹部，长出大肚腩，造成肥胖症。肥胖则容易引起高血压、冠心病、心绞痛等疾病。

(6)驾车族由于久坐不动，会影响血液循环，导致肛门、前列腺淤血，容易出现便秘、痔疮和前列腺炎。

(7)汽车摇摆不定，马达有轰隆声，人长时间处于这种动荡和噪声的环境中，大脑得不到休息和调节，妨碍脑细胞正常的新陈代谢。

(8)开车时精神高度紧张，一旦遇险情，更容易引起情绪紧张、神经衰弱等。

二、电视病

静坐时看电视每小时消耗热量 30kCal，而骑自行车每小时可消耗 $250\sim300$kCal。处于发育期的儿童长期看电视又缺乏运动，体能消耗少，容易引起体内的脂肪堆积，最终导致肥胖。而肥胖者更不宜久看电视。

电视眼是一种长时间观看过亮、偏色、晃动的电视画面而导致的眼部疾病。长期盯着闪烁的荧光屏,会使眼球充血、流泪,而连续收看电视 4～5 小时,可出现视神经疲劳、视力明显下降、视物模糊不清、眼睛干涩、头昏、头痛等症状,严重者还会出现恶心、呕吐,甚至暂时性失明。

长时间观看电视的儿童和青少年,容易引起维生素 A 缺乏,使视网膜的感光功能失调,也可导致眼球干燥,严重者可发生夜盲症。此外,还有一种立体盲,比夜盲、色盲的危害更严重,主要也是看电视时间过长引起的,发病率已达 1.2%。

防治措施:

(1)选择具有适度"护眼"功能的电视,如亮度适中、光线柔和、基色纯正、色彩自然、清晰流畅、动态画面不抖动拖尾等。

(2)经常看电视的人,要多吃些富含维生素 A 的食物,如牛奶、鸡蛋、奶粉、蛋糕等;多吃些富含胡萝卜素的蔬菜,如胡萝卜、白菜、豆芽、橘子、红枣等。

(3)尽量增强室内的光线,或在电视机旁安放一个小灯泡或小台灯,这样屏幕围周的光线亮了,也会减少视紫质的消耗。

(4)持续看电视 1 小时,需要让眼睛休息、看远处 10 分钟左右。每天看电视时间累计不宜超过 4 小时。

(5)使电视机屏幕的中点位置略低于视线;与电视机屏幕的距离不能太近或太远;不可躺着或斜着看电视。

三、冰箱病

冰箱并不是食品保鲜、储藏的保险柜。在食物供应充足的情况下,应多吃新鲜的食物,不吃长期存放在冰箱里的食物。许多疾病正是由于冰箱内不新鲜或被污染的食品所致。冰箱病即是指人吃了存放在冰箱中的食物所引起的腹泻、胃肠道不适等不良反应。

冰箱冷藏室的温度一般在 0～5℃左右,对大多数细菌有明显的抑制作用,可是大肠杆菌、伤寒杆菌、金黄色葡萄球菌等依然会大量繁殖而造成食品的霉变。

预防措施：

（1）可考虑选用低温冷冻箱，它对于家庭食品保鲜和存储，以及减少食品再污染都具有较好的效果。

（2）生熟分开，因熟食和生食混放会造成交叉污染。熟食在冰箱里的储存时间不能太长，食用前要经过充分的热处理。

（3）冷食不宜马上吃。吃冷食 0.5～1 小时后，易发生上腹部绞痛，严重时可伴有恶心、呕吐、寒颤、精神疲惫等症状。夏秋季发病率最高，可占急腹症的 30％。

（4）为了不使冷藏食品存放超过规定时间，最好在冰箱外面挂上一个本子，以便记录存放时间。如果同一类食品太多，应在每一件上标明存放和过期的时间。肉类生品冷藏时间一般不宜超过 2 天，瓜果蔬菜不宜超过 5 天。

（5）不宜放入冰箱冷藏的食物：黄瓜、青椒、茄子等蔬菜在冰箱中久存，会出现"冻伤"——变黑、变软、变味；香蕉、火龙果、芒果、荔枝、龙眼、木瓜、红毛丹等热带水果也不宜冷藏，否则果肉会变黑和变味。

四、家用电器病

1. 空调肺

大多数人都知道，在空调房里待久了容易感冒、咳嗽、咽喉痛。另外，空调里的滤网和散热片如不及时清洗，积尘中的大量致病菌容易吸入呼吸道，诱发各种呼吸系统疾病。职场人白天在办公室里吹空调，晚上回家了还要吹空调，简直就是行走在与细菌为伍的路上。所以在入夏和入冬第一次使用空调前，一定要注意更换滤网，并用清洁剂清洗散热片。另外，开一段时间空调后，一定要进行一次室内大通风。

2. 电磁辐射

电磁辐射是心血管病、糖尿病、癌变的主要诱因，还会影响人体的免疫和生殖功能，表现为心悸、失眠、经期紊乱、心动过缓、心搏血量减少、心律失常、白细胞减少等症状。老年人、儿童、孕妇对电磁辐

射比较敏感。电磁辐射甚至可导致儿童智力障碍,我国每年出生的
儿童中,有 35 万人为缺陷儿,其中 25 万人为智力障碍,有专家认为
电磁辐射是其影响因素之一。过量的电磁辐射则直接影响儿童的骨
骼发育,导致视力下降,严重者可导致视网膜脱落。电磁辐射还可导
致男子精子质量降低、孕妇流产和胎儿畸形等,所以在备孕期和孕
期,青年男女应尽量少用手机、电脑等电子产品。

五、节假日综合征

节假日人们外出旅游或亲朋聚会时暴饮暴食,将使肠道负担加
重,易出现肠胃不适等病症,通常以腹泻、急性胃肠炎、胰腺炎等疾病
为主。还有一些人,在节假日里过于放松、过度休闲,日夜上网、看电
视,使身体没有得到充分的休息,打破了原先的起居规律,出现了"疲
劳综合征""网络综合征"和"电视综合征"。

而节后综合征是人们在长假之后出现的各种生理或心理不适。
如在节后的两三天里感觉厌烦,提不起精神,不想上班或工作效率低
下,甚至有不明原因的恶心、眩晕、胃肠道反应、神经性厌食、焦虑、神
经衰弱等。

预防措施包括调整生活作息,早睡早起;饮食多样化,多吃蔬菜
水果;情绪稳定,学会自我调节;按摩、散步、减压,改善睡眠紊乱和疲
劳;放松心态,转移目标。

六、办公室综合征

办公室一族常因久坐,很容易出现头晕眼花、精神疲倦、反应迟
钝、烦躁不安、呼吸不畅、食欲减退等症状。这些症状与办公室环境
中的理化污染因素和紧张工作节奏密切相关。

1. 光源综合征

长时间在过于明亮的办公室里工作会造成视神经疲劳,荧光灯
发出的强烈光波还会扰乱生物钟,引起心理失调、精神不振等症状。
且因缺乏户外紫外线照射,使缺钙所致的骨折、佝偻病不断增多。

2. 电脑综合征

长时间专注于屏幕、保持同样的坐姿,会引发头痛、腰痛、颈肩酸痛、眼睛疲劳、精神萎靡不振等问题。轻者看不清荧光屏上的图像文字,重者会有恶心、呕吐的感觉,甚至发生抽筋、昏厥而危及生命。

(1)电脑眼:白领用眼过度、近距离用眼,睫状肌不间断工作,可能导致睫状肌痉挛,从而出现眼睛酸胀、记忆力和注意力下降、反射性头痛,严重时还可出现恶心、呕吐等症状。

(2)屏幕脸:白领人士每天与电脑打交道可能会超过 8 个小时,长时间的电脑辐射可造成脸色暗黄、眼睛浮肿、黑眼圈等问题。

(3)白骨颈:错误的姿势及工作上的压力,会导致颈部肌肉僵化。调查表明,每天使用电脑超过 4 小时者,81.6％的人颈部会出现问题。由于长时间对着电脑不活动,极易刺激椎管内的神经或血管,从而引发各种颈椎病。建议大家工作一段时间后起来走动一下,必要时可使用颈枕等辅助工具以帮助自己减轻颈部的压力,同时也可避免颈部受寒。

(4)鼠标手:每天重复打字和移动鼠标,易致腕部或手指僵硬、麻痹、肿胀、疼痛、痉挛及无力感,这就是"腕管综合征"。

(5)办公臀:职场人经常能听到的一句抱怨是:看电脑坐久了,屁股"越坐越大",大腿"越坐越粗"。有一项 2000 多人参与的调查发现,近八成女性都存在办公臀现象。一般来说,臀部和腰腹部都是脂肪比较容易堆积的部位。研究者表示,习惯久坐的人臀部脂肪堆积的速度比一般人快 2 倍;久坐而缺乏锻炼的人,脂肪的堆积速度要比经常运动的人快很多,更容易形成办公臀。

(6)电脑血栓症:长时间操作电脑,人往往处于一种高度紧张或专注的状态,不会发觉下肢的任何不适,也不会有意识地活动下肢,而使下肢静脉长时间受压;再加上下肢离心脏较远,易使腿部血液回流不畅,甚至处于静止状态(血流淤滞)而产生凝固,导致下肢血栓形成。长此以往,可能会引发肺栓塞,甚至危及生命。

3. 其他

还有熬夜综合征、夜宵综合征、盒饭综合征和星期一综合征等。

七、耳机聋

随着智能设备的普及、职场压力的增大，许多人喜欢通过耳机来听音乐、小说、电台节目以放松情绪，或戴着耳机打游戏来愉悦自己。要知道，长时间戴耳机，声音直接进入耳内，刺激耳膜，会引起听觉神经异常兴奋。现在有的人除了睡觉外，一直戴着耳机，如此就容易造成疲劳，久而久之双耳对于声音的敏感度也会降低，也就是俗称的"耳背"。使用耳塞型耳机，还会引起耳鸣、头昏脑胀甚至耳聋。建议每次使用耳机不超过 30 分钟，每天不超过 1 个小时，对于音量也应有严格的控制。现在有相当一部分人的听力已处于亚健康甚至受损的程度，尤其那些做音乐、做视频剪辑的职场人，是听力受损的高风险群体。

八、飞机综合征与经济舱综合征

常坐飞机旅行的人，时常会出现头晕、头痛、恶心、背痛和心烦等症状。究其原因，多半是飞机内空气污染造成的。为了预防和缓解飞机综合征的发生，在登机前一天，可口服维生素 C，且在出行前一定要睡好觉，充分休息。

经济舱综合征通常是由于身体被限制在狭小的空间里得不到充分活动，导致血液中的血小板凝结成血栓，严重者甚至可以致命。

预防措施：在飞行中要尽量多活动，即使不便离开座位，也要尽量活动腿脚，促进血液流动。如果无法在过道上行走，就站在座位边，踮起脚尖，抬起后跟，每次持续几秒钟，做 10～15 次。一般在长途旅行的过程中，机上乘务员会带领大家做一些简单的健身操。另外，要多喝水和不含酒精的饮料，以使血液黏度下降、血流畅通；还可以穿上低膝弹力袜，这对于那些高凝状态者也是有效的预防措施之一。

九、城市病

目前,城镇化不断推进,城市越来越大,城乡之间基本上没有了严格意义上的差异性。人口膨胀、交通拥堵、环境恶化、住房紧张、就业困难等会加剧城市负担、制约城市发展,同时也会引发市民的身心疾病。城市和居室内的空气污染可引起胸闷、咳嗽、头晕、眼痛、精神不振、过敏反应等病症,这就是"居室综合征"。

为了加快世界健康城市建设的步伐,世界卫生组织公布了健康城市的 10 项基本标准,以为各国开展健康城市建设提供参考。

(1)为市民提供清洁安全的环境。

(2)为市民提供可靠和持久的食物、饮用水和能源,并有高效的清除垃圾系统。

(3)通过各种富有活力和创造性的经济手段,保证市民在营养、饮水、住房、收入、安全和工作方面达到基本要求。

(4)拥有强有力的相互帮助的市民群体,各种不同的组织能够为改善城市的健康协调工作。

(5)使市民能共同参与制定涉及他们日常生活特别是健康和福利的各种政策。

(6)提供各种娱乐和休闲活动场所,以方便市民的沟通和联系。

(7)保护文化遗产并尊重所有居民(不分种族或宗教信仰)各自的文化和生活方式。

(8)把保护健康视为公共政策,赋予市民选择健康行为的权利。

(9)不懈地努力争取改善健康服务质量,并能使更多市民享受健康服务。

(10)能使人们更健康长久地生活并少患疾病。

第二节　成瘾管理

有一些嗜好对人体无害,甚至有益,如有人酷爱读书。然而某些有害的嗜好,如处方药滥用、吸毒、吸烟、酗酒、赌博、网瘾及纵火癖等,则属于病态的成瘾行为。

一、网络成瘾综合征

无成瘾物质作用下的上网行为失控,称为网络成瘾综合征。一般认为,网络成瘾可分为网络交际成瘾、网络色情成瘾、网络游戏成瘾等。

互联网的飞速发展给人类的社会生活带来巨大变化,在给我们带来便捷、高效的同时,也引发了一系列心理问题。目前,网络成瘾者占网民总人数的 6% 左右,包括刚刚学会智能手机的老年人和大量的上班族。

青少年是社会网络活动的主体,其网络成瘾问题已经引起了社会各界人士的重视。青少年网络心理障碍的发病率达到了 10%～15%,而意识到这是一种疾病并进行治疗的却不足 5%。

诊断网络成瘾综合征的 10 条标准:

(1)上网时全神贯注,下网后仍然念念不忘"网事"。

(2)总嫌上网时间太少而感到不满足。

(3)无法控制自己的上网行为。

(4)一旦减少上网时间就会烦躁不安。

(5)一上网就能消除种种不愉快情绪,精神亢奋。

(6)为了上网而荒废学业和事业。

(7)因上网放弃重要的人际交往和工作等。

(8)不惜支付巨额上网费用。

(9)对家人、亲友掩盖自己频频上网的行为。

（10）有孤寂失落感。

上述 10 种情况,在 1 年内只要有 4 种以上出现,便可诊断为网络成瘾综合征。

对于程度较轻的网络成瘾者,通过自我调整便可以摆脱网络成瘾的困扰。可采用以下方法:

（1）科学安排上网时间,合理利用互联网。首先,要明确上网的目的。上网之前应把具体要完成的工作列在纸上,有针对性地浏览信息,避免漫无目的地上网。其次,要控制上网操作的时间,每天累积时间不应超过 1 小时,每隔 1 小时应休息 30 分钟。最后,应设定强制关机时间,准时下网。沉迷于网络者一定要确立要一种意识,即手机、电脑、互联网只是工具,而不是玩具。

（2）用转移和替代的方式摆脱网络成瘾。例如,用其他爱好和休闲娱乐方式转移注意力,暂时忘记或摆脱网络的诱惑。

（3）培养健康、成熟的心理防御和自律能力。要不断完善自己,培养广泛的兴趣爱好和较强的个人适应能力,要学会时间管理,强化自律精神,合理宣泄压力,正确面对挫折。

对于程度较重的网络成瘾者,我们可以通过以下方法帮助其达到治愈的目的:向成瘾者讲解"电子海洛因"的危害、网络成瘾的原因等;直接隔断与网络的联系;寻求心理医师的帮助,从精神上给予成瘾者理解和支持,调动的他们积极性,树立治愈的信心。

二、药物成瘾

药物成瘾是指药物长期与机体相互作用,使机体发生特异性、代偿性和适应性改变,而一旦停药可导致机体的不适和/或心理上的渴求。药物依赖性可分为躯体依赖性和精神依赖性。

可产生依赖性的药物包括酒精、烟草、大麻、阿片类、可卡因、致幻剂、苯丙胺以及丙酮等挥发性化合物。其中,阿片类药物成瘾流行最广,危害最大,它不仅对身体造成极大的损害,还会导致许多社会问题,如犯罪。

　　容易成瘾的药物,最常见的有两类。一类是麻醉镇痛药,如吗啡、杜冷丁等,这类药物除镇痛作用外,还可引起欣快或愉快感。另一类是催眠和抗焦虑药,如速可眠、阿米妥和各种安定类药物,由于医疗的需要服用此类药物,长期应用要特别注意。

　　成瘾者一旦停药,就会引起失眠、倦怠、抑郁、焦虑、打哈欠、流泪流涕、恶心呕吐、腹泻腹痛、肌肉抽动等一系列反应,甚至发生意识障碍、循环衰竭而危及生命。

　　戒断药物成瘾,要逐步、缓慢地减少服药的剂量。骤然停止原用药物会产生戒断反应,甚至导致严重的后果。一般成年人可在 1 周内撤完,而年老、体弱、成瘾久者为避免戒断过程中出现心血管意外或虚脱,宜缓慢撤药,在 10～14 天内撤完。

　　对戒断症状严重者,可应用药物替代疗法。在选用替代药物时,中药是很好的辅助。要根据病情选用适当的药物,避免长期固定使用某一种药物,也不可随意增加药物的剂量。还可在医生的指导下口服维生素,以改善病人的营养状况。鉴于药瘾颇易再染,因此病人一定要充分了解药瘾的危害,坚定戒药的决心,而家人也应多鼓励病人,增强其戒药的信心。